그림으로 이해하는 인체 이야기

# 경락, 혈의 기본

모리 히데토시 감수 이명훈 감역 황명희 옮김

BM (주)도서출판 성안당

# 들어가며

2006년 11월에 WHO (세계보건기구) / WPRO (WHO서태평양지역 사무국)의 경혈부위 표준화가 되었다. 2008년 5월에 출판된 'WHO STANDARD ACUPUNCTURE POINT LOCATIONS IN THE WESTERN PACIFIC REGION' (WHO서태평양지역 사무국 저술, World Health Organization)는 경혈 부위의 전문 서적으로써 매우 가치가 있다.

이에 따라 책을 통하여 좀 더 편하고 알기 쉽게 배우는 혈(경혈) 책이 필요하다고 생각되어 책을 감수하게 되었다.

그렇다면 혈은 무엇이며 어디에 위치하는가? 정경십이경맥, 임맥, 독맥을 합쳐 14경맥인 경락은 인체를 둘러싼 통로이다. 그 통로의 순환 에너지는 내장의 여러 장기로부터 시작하여 몸의 내부 또는 체표를 따라 손발과 얼굴까지 가고 다시 내장으로 돌아온다. 이 경락의 도중에 하나로 연결되어 있는 것이 경혈이다.

또한 경혈명은 매우 난해하지만 왜 이 명칭을 붙였는지를 알면 이해가 쉬울 것이다. 기억하기에도 임상에서도 도움이 되므로, 경혈명의 의미도 병기하였다.

이 책은 경혈을 배우려는 초보자분들에게 도움이 되기를 바란다. 동시에 침술, 안마, 마사지, 지압사를 비롯해 의사나 다른 의료 종사자들에게 추천해주시고, 현장에서도 많은 도움이 되기를 바란다.

츠쿠바 기술대학 대학원 교수

모리 히데토시 (감수)

이 책은 권두에서 신체 각부 경혈의 명칭과 위치 관계를 보여주고, 전신의 주요 근육·골격을 게재하고 있다. 제1장에서는 기초 지식으로써 동양의학의 개념과 장부의 분류방법, 취혈방법을 설명한다. 제2장에서는 경혈, 제3장에서는 기혈을 그림으로 이용하여 설명하고, 제4장에서는 증상에 따른 개선에 효과적인 경혈을 정리해 놓았다.

**POINT**
해당 항목에서 학습할 내용의 포인트를 모아
두었다.

**메모**
본문의 용어를 다시 자세히 설명한다.

**시험에 나오는 어구**
각종 자격증 시험에 출제 빈도가 높은 어구를
선별해서 정리해 두었다.

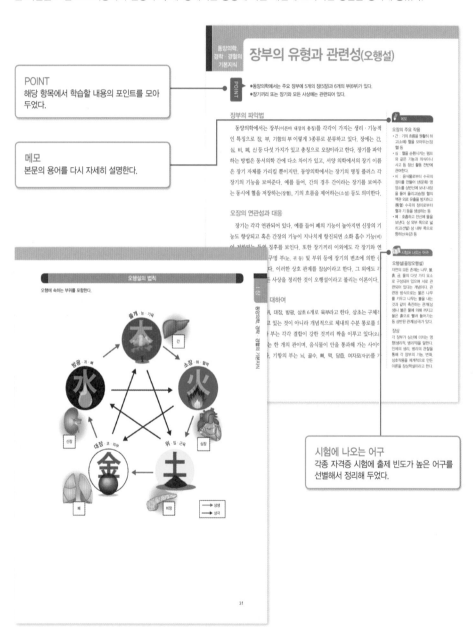

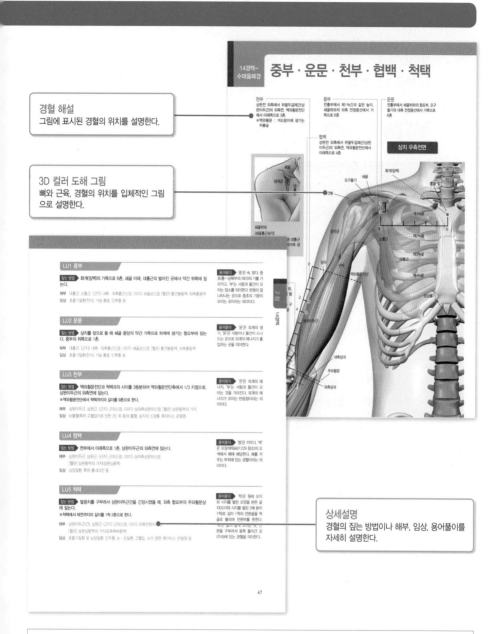

**경혈 해설**
그림에 표시된 경혈의 위치를 설명한다.

**3D 컬러 도해 그림**
뼈와 근육, 경혈의 위치를 입체적인 그림으로 설명한다.

14경맥–
수태음폐경

# 중부 · 운문 · 천부 · 협백 · 척택

**천부**
상완전 외측에서 위팔두갈래근상완이두근의 외측연, 액와횡문전단에서 아래쪽으로 3촌
※액와횡문 : 겨드랑이에 생기는 주름살

**중부**
전흉부에서 제1늑간과 같은 높이, 쇄골하와의 외측 전흉중선에서 가쪽으로 6촌

**운문**
전흉부에서 쇄골하외의 함요부, 오구돌기의 내측 전흉중선에서 가쪽으로 6촌

**협백**
상완전 외측에서 위팔두갈래근상완이두근의 외측연, 액와횡문전단에서 아래쪽으로 4촌

상지 우측전면

쇄골하와
(쇄골흉근삼각)

## LU1 중부

**찾는 방법** 화개임맥의 가쪽으로 6촌, 쇄골 아래, 대흉근의 벌어진 곳에서 약간 위쪽에 짐는다.

**해부** 대흉근, 소흉근, (근지) 내측 · 외측흉근신경, (피지) 쇄골상신경, [혈관] 흉견동맥, 외측흉동맥
**임상** 호흡기질환천식, 가슴 통증, 인후통 등

**용어풀이** '중'은 속, 맞다. 충 최高~상부부위 에의미의 3개 가리키고, '부'는 사람과 물건이 모이는 장소를 뜻한다. 반대의 뜻을 나타내는 곳으로 중요한 기운이 모이는 곳이라는 의미이다.

## LU2 운문

**찾는 방법** 상지를 앞으로 들 때 쇄골 중앙의 약간 가쪽으로 하제에 생기는 함요부에 짐는다. 중부의 위쪽으로 1촌.

**해부** 대흉근, (근지) 내측 · 외측흉근신경, (피지) 쇄골상신경, [혈관] 흉견동맥, 외측흉동맥
**임상** 호흡기질환천식, 가슴 통증, 인후통 등

**용어풀이** '운은 외계의 생기, 문은 외계와 물건이 드나드는 문으로 외계의 에너지가 들입하는 곳을 의미한다.

## LU3 천부

**찾는 방법** 액와횡문전단과 척택과의 사이를 3등분하여 액와횡문전단축에서 1/3 지점으로, 상완이두근의 외측연에 짐는다.
※액와횡문전단에서 척택까지의 길이를 9촌으로 한다.

**해부** 상완이두근, (근지) 근피신경, (피지) 위 팔의측상완피신경, [혈관] 상완동맥의 가지
**임상** 비출혈폭혹 고혈압으로 인한 것, 위 팔의 출혈, 상지의 신경통, 류마티스 관절염

**용어풀이** '천'은 외계의 에너지, '부'는 사람과 물건이 모이는 것을 가리킨다, 에너지가 모이는 반응점이라는 의미이다.

## LU4 협백

**찾는 방법** 천부에서 아래쪽으로 1촌, 상완이두근의 외측연에 짐는다.

**해부** 상완이두근, 상완근, (근지) 근피신경, (피지) 상외측상완피신경, [혈관] 상완동맥의 가지상완동맥]
**임상** 심장질환, 특히 흉내고민 등

**용어풀이** '협은 끼우다, '백'은 오장색체표의229 정도의의 오색에서 폐에 해당한다. 폐를 끼우는 부위에 있는 경혈이라는 의미이다.

## LU5 척택

**찾는 방법** 팔꿈치를 구부려서 상완이두근건을 긴장시켰을 때, 외측 함요부의 주와횡문상에 짐는다.
※척택에서 태연까지의 길이를 1척 2촌으로 한다.

**해부** 상완이두근건, 상완근, (근지) 근피신경, (피지) 외측전완피신경, [혈관] 상완심동맥의 기지요측부측동맥]
**임상** 호흡기질환 및 심장질환, 인후종, 눈 · 코질환, 고혈압, 소아 경련, 류마티스 관절염 등

**용어풀이** '척은 원래 모지와 식지를 벌린 모양을 본뜬 글 자모으지를 식지를 벌린 2배 분이 1척의 길이 1척의 손바닥을 척골로 불리며, 택안의 물을 가둔 것이라는 곳에 비유한다.
액과 물이 흐름이 물이 모이는 한요부로 이를 택으로 본떠 택이라는 글자를 썼으며, 관절 부위에 있는 경혈이라는 곳을 말한다(주와의 있는 경혈을 의미한다.

**상세설명**
경혈의 짚는 방법이나 해부, 임상, 용어풀이를 자세히 설명한다.

14경맥

47

---

**표기에 대하여**

척추는 경추(7개), 흉추(12개), 요추(5개), 선골(5개의 선추가 성인이 되면 1개로 합쳐진다), 미골(3~5개의 미추가 성인이 되면 1개로 합쳐진다)로 구성되어 있다. 경추가 C, 흉추가 T 또는 Th, 요추가 L, 천골은 S, 꼬리뼈는 Co로 축약했으며, 각 척추는 위부터 번호가 붙어 있다. 추골 사이에서 출입하는 척수신경은 경신경(8대, C1~C8), 흉신경(12대, T1~T12), 요신경(5대, L1~L5), 선골신경(5대, S1~S5), 미골신경(1대, Co)까지 합해서 31대이다. 이러한 신경도 위부터 순서대로 알파벳 문자와 번호가 붙는다.

**1장**　동양의학, 경락 · 경혈의 기본지식 ·········25

**2장**　14경맥 ·································43

**3장** **기혈** -------------------------------------------209

**4장** **증상 · 체질개선에 효과적인 혈** -------------------217

## ◆ 두경부 전면

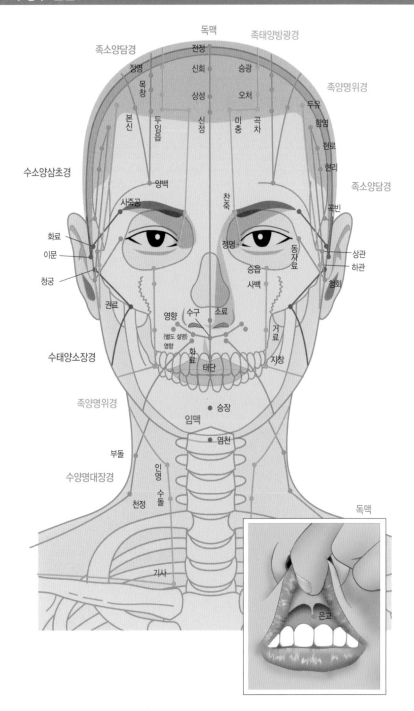

독맥

족태양방광경

족소양담경

전정

정영

신회

승광

목창

족양명위경

상성

오처

본신

두유

함염

두임읍

신정

미충

곡차

현로

수소양삼초경

현리

양백

족소양담경

사죽공

찬죽

곡빈

화료

정명

이문

동자료

상관

청궁

승읍

하관

권료

사백

청회

영향

수구

소료

거료

(별도 설명)

영향

화료

지창

수태양소장경

태단

족양명위경

승장

임맥

염천

부돌

수양명대장경

인영

수돌

천정

기사

독맥

은교

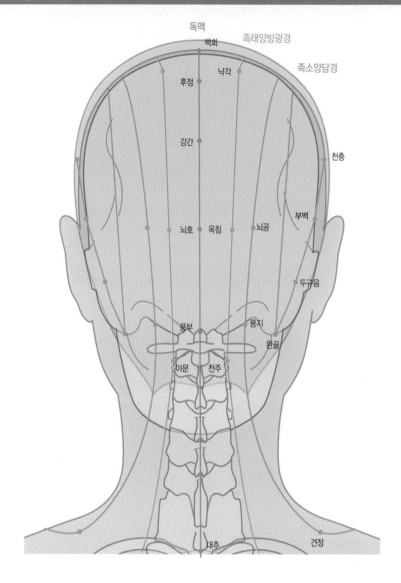

독맥
백회
족태양방광경
낙각
족소양담경
후정
강간
천충
부백
뇌호 옥침 뇌공
두규음
풍부 풍지
완골
아문 천주
대추
견정

○ … 귀 뒤쪽의 경혈이다.

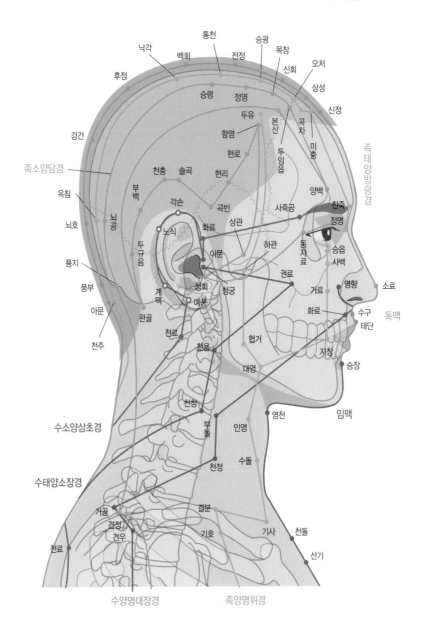

족태양방광경

족소양담경

독맥

임맥

수소양삼초경

수태양소장경

수양명대장경

족양명위경

14

◆ 체간부 흉 · 복면

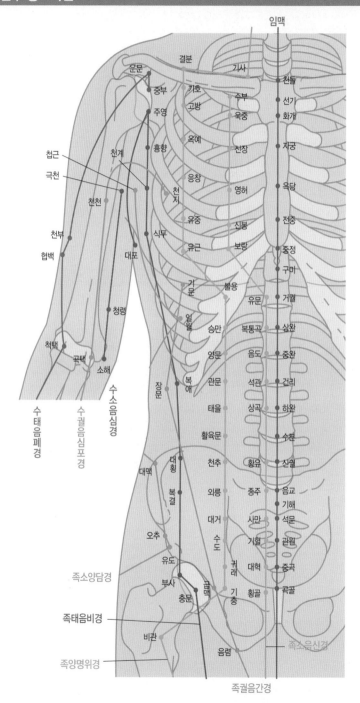

임맥

결분
운문
중부
주영
흥향
천계
천지
식두
대포
청령
소해
수소음심경

첩근
극천
천천
천부
협백
척택
곡택

수태음폐경
수궐음심포경

기사
기호
고방
옥예
응창
유중
유근
기문
일월
복애
장문
대횡
복결
오추
유도
부사
충문

비관
음렴

천돌
선기
화개
자궁
옥당
전중
중정
구미
거궐
상완
중완
건리
하완
수분
산궐
음교
기해
석문
관원
중극
곡골

수부
욱중
선장
영허
신봉
보랑
불용
승만
양문
관문
태을
활육문
천추
외릉
대거
수도
귀래
기충

유문
복통곡
음도
석관
상곡
황유
종주
사만
기혈
대혁
횡골

대맥
복결

족소양담경

족태음비경

충맥

족양명위경

족궐음간경

족소음신경

15

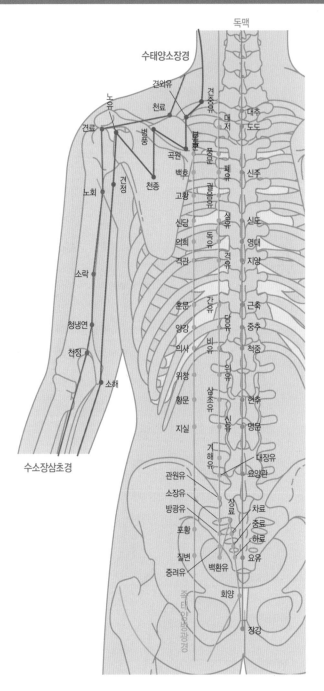

독맥

수태양소장경

견외유
견중유
천료
노유
견료
병풍
곡원
백호
고황
신당
의희
격관

대저
대추
도도
폐유
신주
궐음유
심유
신도
독유
영대
격유
지양

풍문

간유
근축
담유
중추
비유
척중
위유
현추
삼초유
신유
명문

양강
의사
위창
황문
지실

극문

노회
소락
청냉연
천정
소해

견정
천종

기해유
대장유
요양관
관원유
소장유
방광유
상료
차료
중료
하료
요유
포황
질변
백환유
중려유
회양

족태양방광경

수소장삼초경

장강

◆ 체간부 외측면

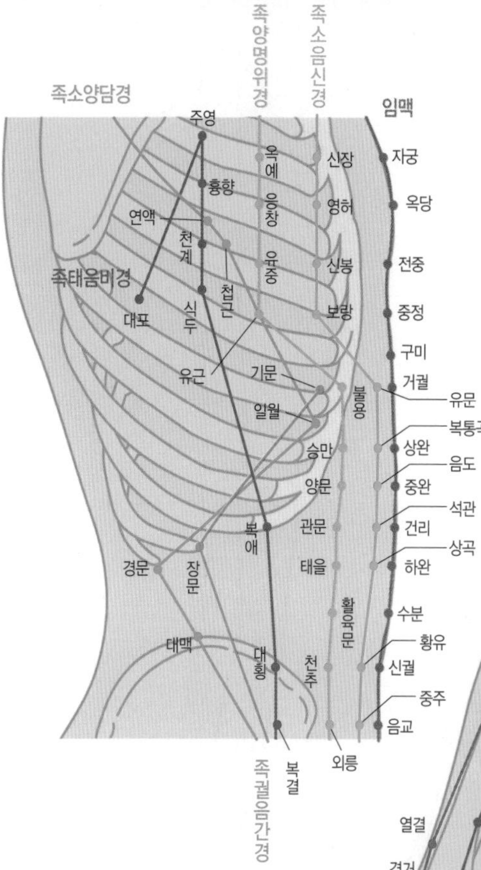

◆ 상지 전면

족소양담경

족양명위경

족소음신경

임맥

족소양담경

주영
옥예
응창
유중
신장
자궁
영허
옥당
신봉
전중
보랑
중정
구미
거궐
유문
복통곡
상완
음도
중완
양문
석관
건리
관문
상곡
태을
하완
수분
활육문
황유
천추
신궐
외릉
중주
음교

족태음비경
흥향
연액
천계
첩근
식두
대포
유근
기문
일월
승만
불용
복애
경문
장문
태맥
대횡
복결

족궐음간경

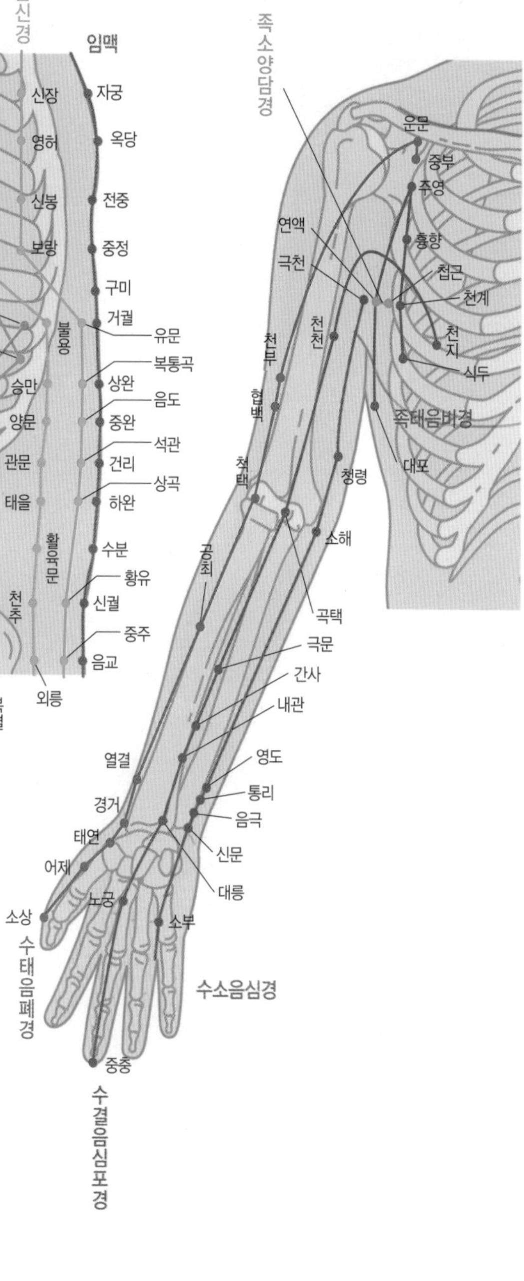

연액
극천
천부
협백
척택
공최
곡택
극문
간사
내관
열결
경거
태연
어제
노궁
소상
수태음폐경
중충
수궐음심포경

운문
중부
주영
흥향
첩근
천계
천지
식두
족태음비경
대포
천천
청령
소해
영도
통리
음극
신문
대릉
소부
수소음심경

17

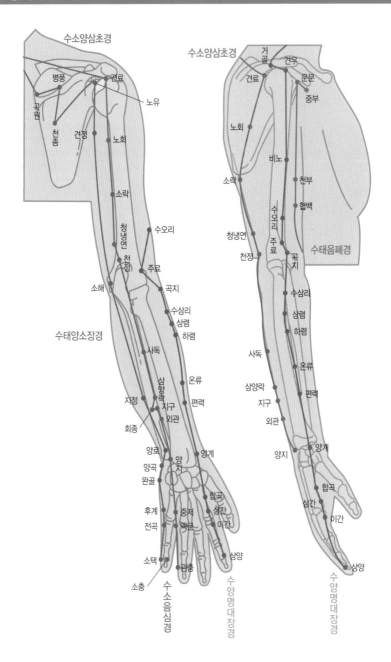

수소양삼초경
병풍
곡원
견료
노유
천종
견정
노회
소락
청냉연
수오리
천정
주료
소해
곡지
수삼리
상렴
하렴
수태양소장경
사독
상양락
온류
지정
지구
편력
회종
외관
양로
양계
양곡
양지
완골
합곡
후계
중저
삼간
전곡
액문
이간
소택
상양
소충
관충
수소음심경
수양명대장경

수소양삼초경
거골
견우
견료
운문
중부
노회
비노
천부
소락
협백
수오리
청냉연
주료
천정
곡지
수태음폐경
수삼리
상렴
하렴
사독
온류
삼양락
편력
지구
외관
양지
양계
합곡
삼간
이간
상양
수양명대장경

◆ 하지 전면 · 후면

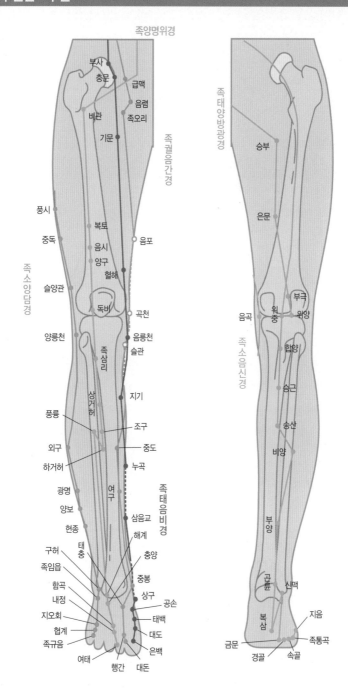

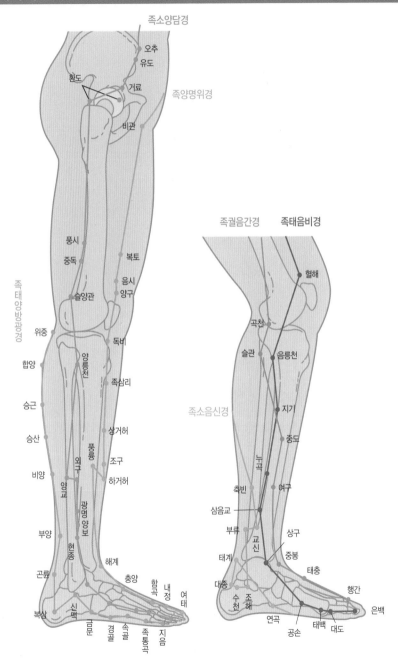

족소양담경
오추
유도
환도
거료
족양명위경
비관
풍시
복토
중독
음시
양구
족태양방광경
슬양관
위중
독비
합양
양릉천
족삼리
승근
상거허
승산
풍륭
외구
조구
비양
하거허
양교
광명 양보
부양
현종
해계
곤륜
충양
복삼
신맥
함곡
내정
여태
금문
경골
속골
족통곡
지음

족궐음간경	족태음비경
혈해
곡천
슬관
음릉천
족소음신경
지기
중도
누곡
축빈
여구
삼음교
부류
교신
상구
태계
중봉
대종
태충
수천 조해
행간
연곡
은백
공손 태백 대도

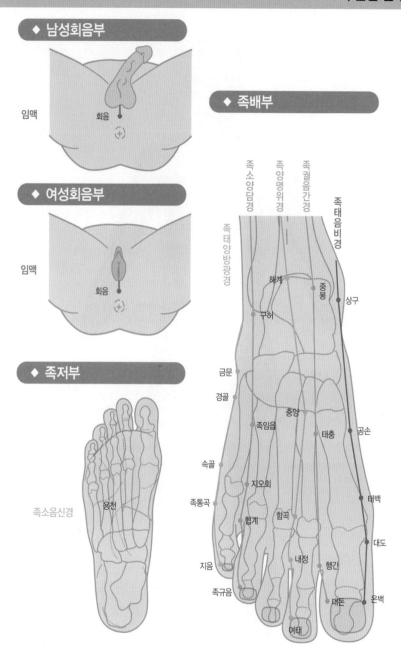

◆ 남성회음부

임맥　　회음

◆ 여성회음부

임맥　　회음

◆ 족저부

족소음신경　　용천

◆ 족배부

족소양담경
족양명위경
족궐음간경
족태음비경
족태양방광경

해계　중봉　상구

구허

금문

경골

중앙

족임읍　　태충　공손

속골

지오회

족통곡

협계　함곡

지음

내정　행간　태백

족규음

대돈　은백

여태

대도

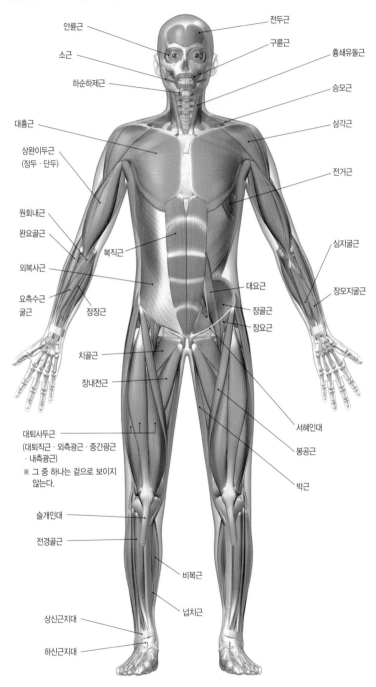

안륜근
소근
하순하제근
대흉근
상완이두근
(장두 · 단두)
원회내근
완요골근
외복사근
요측수근
굴근
복직근
장장근
치골근
장내전근
대퇴사두근
(대퇴직근 · 외측광근 · 중간광근
· 내측광근)
※ 그 중 하나는 겉으로 보이지
않는다.
슬개인대
전경골근
상신근지대
하신근지대

전두근
구륜근
흉쇄유돌근
승모근
삼각근
전거근
심지굴근
장모지굴근
대요근
장골근
장요근
서혜인대
봉공근
박근
비복근
넙치근

◆ 전신 주요 근육(후면)

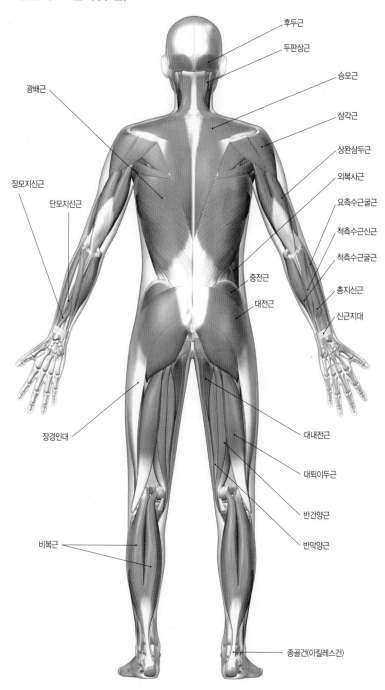

후두근
두판상근
승모근
삼각근
상완삼두근
외복사근
요측수근굴근
척측수근신근
척측수근굴근
총지신근
신근지대

광배근
장모지신근
단모지신근
중전근
대전근

장경인대

대내전근
대퇴이두근
반건양근
반막양근

비복근

종골건(아킬레스건)

# ◆ 전신 주요 골격

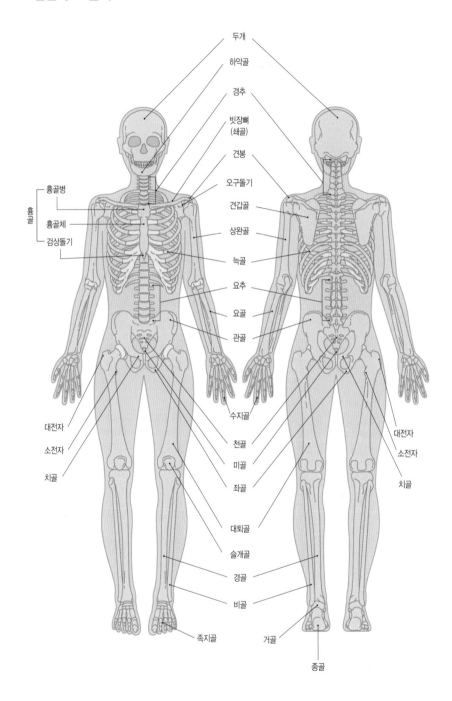

두개
하악골
경추
빗장뼈
(쇄골)
견봉
오구돌기
견갑골
상완골
늑골
요추
요골
관골
수지골
천골
미골
좌골
대퇴골
슬개골
경골
비골
족지골
거골
종골

흉골병
흉골
흉골체
검상돌기

대전자
소전자
치골

대전자
소전자
치골

## 1장

# 동양의학,
# 경락 · 경혈의 기본지식

# 동양의학의 기본 개념

- 동양의학에는 통일체관이라는 기본 개념이 있다.
- 장기와 기관, 조직 등 몸과 마음은 모두 관련되어 어우러져 있다.

## 인간은 자연의 변화에 좌우된다

중국에서 발상된 동양의학은 한방, 중의학 등 전승된 나라나 학설에 따라 특색을 가지고 있지만 그 근본적인 개념은 바뀌지 않는다. 기본이 되는 개념은 '인간이 동식물 등과 같이 자연계에 속한(일부분이다) 이상, 당연히 컨디션이나 건강 상태는 자연환경의 변화에 좌우된다'라는 통일체관이다. 유형적인 생각에, 피부와 장기, 정신 등 인간을 구성하는 모든 요소는 단순한 개별 부품이 아니라 혈관과 신경, 경락(P.34 참조) 등의 네트워크로 상호 관련되어 어우러져 있기 때문에 몸 전체를 하나의 자연(우주적인 세계관)으로 인식하는 정체관념이 있다.

## 자연은 플러스와 마이너스로부터 생긴다

의복이나 주거, 냉난방 등으로 보호받고 있는 현대인은 거친 대자연에서 살고 있다고는 말할 수 없지만, 사계절과 기후, 밤낮으로 변화하는 자연 속에 몸을 담고 있다는 것은 의심의 여지가 없다. 우리들은 자신이 생각하는 이상으로 계속 변화하고 있는 자연환경의 영향을 받고 있다. 그 영향은 음양이라는 동양의학의 개념으로 설명할 수 있다. 예를 들면, 겨울철에 악화되는 신경통 · 요통이 기후가 따뜻해지면 증상이 가벼워지는 경우는 음(한랭)의 상태가 몸에 악영향을 미치고 있을 가능성을 생각해 볼 수 있다. 한편, 여름철에 습진이 악화되는 경우는 원래 몸이 열을 가지고 있던 곳에 양(서열)이 지나치게 증가해버릴 가능성이 있다. 이러한 경우도 포함하여 동양의학은 심신의 균형을 중시하는 의학이다. 음양 외에도 기 · 혈(P.28 참조) 등 심신에 필요한 것이 과함이나 부족함 없이 필요한 만큼 있는 상태, 이른바 균형 잡힌 상태가 동양의학의 건강한 몸이라고 할 수 있다.

**음양**
음양이란 상대적인 것들을 나타내는 말이다. 음은 차갑고 어두운 성질을 가지고 있는 반면, 양은 따뜻하고 밝은 성질을 가진 것 전반을 가리킨다. 예를 들어, 여름은 양이 정점이 되고 그 시점부터 점점 음이 강해져 겨울에 음이 최고가 되며 그 시점에서 점점 양이 강해져 봄을 맞이하게 된다. 하루 단위로 보면, 태양이 떠 있는 낮에는 양이 강하고, 밤에는 음이 강하다. 인간의 몸으로 생각해 보면, 냉한 성질의 사람은 몸의 음이 강하고 (또는 양이 약한) 열이나 후끈거림이 있는 사람은 양이 강한 (또는 음이 약한) 상태라고 할 수 있다.

## 몸과 마음을 뗄 수 없는 동양의학

동양의학에서는 감정 등의 정신과 장기, 기관 등의 육체는 서로 연관되어 있는데 이것을 심신일여라고 한다. 이것은 오행설(P.30 참조)과 관련된 개념으로서 예로부터 동양의학의 큰 특징 중의 하나로서 인식되어 왔다. 그러나 최근에는 스트레스로 인한 위장 기능의 저하나 웃음으로 면역력이 향상되는 경우 등 정서와 멘탈이 몸에 영향을 미치는 경우는 동양의학 이외의 임상 현장에서도 자주 볼 수 있다. 동양의학에서 정신영역의 영향을 받았다고 생각되는 사례 중 하나로 미병이 있다. 미병이란, '기분 탓으로' 치부되기 쉬운 '왠지 컨디션이 안 좋다'고 표현되는, 질병은 아니지만 건강하다고도 말하기 어려운 것으로 일상에서 가장 많이 경험하는 심신 상태를 말한다. 서양의학에서는 질병은 아니지만 질병과 건강 사이에 존재하는 그레이존이라고 불리는 미병 상태부터 치료를 시작하여 질병이 되기 전에 치료해 버리는 것을 치미병이라고 한다. 이러한 예방 의학적인 스탠스가 강한 점도 동양의학의 특색이라고 할 수 있다.

**심신일여**
정신과 육체는 서로 연관되어 있고 별도로 구분해 생각할 수 없다는 의미의 단어이다.

**치미병**
질병은 아니지만 건강한 몸이라고도 할 수 없다. 이러한 미병이라고 불리는 상태에서 치료를 시작하여 마치는 것이다. 일반적으로 질병은 오랜 기간에 거쳐 걸렸던 병(만성질환)보다 걸린 지 얼마 안 된 병(급성질환)이 고치기 쉽고 빠르다. 걸리기 전에 전조를 발견하고 적절한 치료를 하면 더욱 그러하다. 동양의학의 치료에 있어 근본적인 개념의 하나이다.

## 음양의 균형

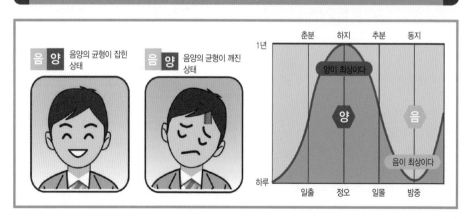

# 기 · 혈 · 진액 · 정의 기능

POINT

● 중요한 4요소(기 · 혈 · 진액 · 정)가 몸을 순환하고 있다.
● 기는 심신의 기능에 따라 4종류로 나뉜다.

## 몸의 상태를 구성하는 중요한 네 가지 요소

우리가 살아가는 데 있어서 필요한 몸을 순환하고 있는 네 가지 요소에는 기, 혈, 진액, 정이 있다. 기는 간단히 말하면 생명에너지라고 할 수 있는 심신이 생명 활동을 영위하기 위한 근원적인 에너지이다. 기능에 따라 4종류의 기가 있다. 혈은 물질로서 혈액 및 혈액이 몸에 미치는 작용 전반의 총칭이다. 진액은 투명한 액체로, 기본적으로 체내의 혈 이외의 전체 수분의 총칭이다. 정은 생명 활동의 스테미나원과 같은 물질이라고 한다. 기본적으로 각 요소는 과량이거나 부족, 혹은 순환이 막혀도 심신에 부조화를 초래한다.

## 기의 종류와 주요 기능

우리가 가지고 있는 기는 그 기능이나 존재하는 위치에 따라서 크게 원기, 종기, 영기, 위기의 네 가지로 분류된다. 원기는 네 가지 중에서 가장 중요한 심신의 기반이 되는 기이다. 종기는 호흡 및 혈의 순환을 촉진시킨다. 영기는 혈을 움직이면서 혈과 함께 각 조직에 영양을 운반한다. 위기는 주로 외부로부터 사기의 침입방지와 내부에 침입한 사기의 구축 · 배출 기능이 있다. 종기, 영기, 위기는 주로 수곡의 정미로부터 생성된다.

## 혈, 진액의 기능

혈의 주요한 기능은 전신에 영양 물질을 전달시키는 것(자윤작용)으로 인하여 장기 · 기관 외에 전신 조직의 부조 개선과 신진대사가 촉진된다. 혈은 수곡의 정미로부터 생성되어 간(P.30 참조)에 축적된 후 전신으로 보내어진다. 또한 혈과 기와 마찬가지로 수곡의 정미로부터 생성된 진액은 목

 시험에 나오는 어구

**사기**
질병의 원인(병인)이 되는 몸에 변조를 초래하는 사 · 상 감정 등의 총칭이다. 한편 몸을 보호하고 자연 치유력을 높이는 것을 정기라고 한다. 사기에는 더위, 추위 등 체외의 자연환경에 따른 외사(외부 원인)와 몸에 변조를 초래할 정도의 강한 감정인 내사(내부 원인)로 크게 구분된다.

**수곡의 정미**
수곡은 음식물, 정밀은 영양분을 의미한다. 섭취한 음식물로부터 비위의 소화 흡수 기능(부숙 운화)에 따른 생성된 영양분인 것이다. 심신의 좋고 나쁨을 좌우하는 네 가지의 요소인 기 · 혈 · 진액 · 정은 주요 수곡의 정미로부터 생성된다.

이 마를 때 마신 수분이 갈증을 달래주는 것과 같다. 심신의 각부를 적시고, 식히고 매끄럽게 하는 것이 주요 기능이다. 이 혈과 진액을 합쳐 **음액**이라고 부른다.

## 정의 기능

모든 생명 활동에 필요한 에너지인 기에 비견되는 정(精)은 젊은 활력을 만들어내는 물질이라 표현할 수 있다. 정은 오장의 신장에 축적되어 필요에 따라 기, 혈, 진액 등으로 변화하여 주로 심신의 성장 · 발육에 관여한다. 부모로부터 물려받은 선천적인 정과 수곡의 정미로부터 만들어진 후천적인 정 이렇게 두 종류가 있다.

📝 메모

**음액**
혈과 진액의 총칭으로 음액에 대조되는 기는 양기라고도 불린다.

| 기의 종류 | 분포 및 기능 |
|---|---|
| 원기 | 원기, 진기라고도 한다. 전신의 모든 곳에 존재하고 모든 조직의 기능을 담당하는 기능이 있다. 원기는 부모로부터 물려받은 선천적인 정이 변화하고 태어나서는 후천적인 정으로 생성된다. |
| 종기 | 호흡 및 혈의 순환을 촉진하는 기능이 있다. 보거나 말하는 등의 몸의 기본 동작과 연관하여 동기라고도 불린다. 호흡을 통해 흡입한 청기(淸氣)와 섭취한 음식물로 만들어진 수곡의 정미로부터 생성된다. |
| 영기 | 맥 관내에 존재하여 혈을 움직이고 혈과 함께 각 조직에 영양을 운반한다. 수곡의 정미로부터 생성하는 영양분이 많은 기이다. |
| 위기 | 사기의 침입방지 및 구축과 배출을 한다. 체내부터 피부표면까지 폭넓게 존재하며 몸의 내부에서는 장기를 따뜻하게 하는 기능을 한다. 수곡의 정미로부터 생성된다. |

# 장부의 유형과 관련성(오행설)

- 동양의학에서는 주요 장부에 5개의 장(5장)과 6개의 부(6부)가 있다.
- 장기끼리 또는 장기와 모든 사상에는 관련되어 있다.

## 장부의 파악법

동양의학에서는 장부(이른바 내장의 총칭)를 각각이 가지는 생리·기능적인 특징으로 장, 부, 기항의 부 이렇게 3종류로 분류하고 있다. 장에는 간, 심, 비, 폐, 신 등 다섯 가지가 있고 총칭으로 오장이라고 한다. 장기를 파악하는 방법은 동서의학 간에 다소 차이가 있고, 서양 의학에서의 장기 이름은 장기 자체를 가리킬 뿐이지만, 동양의학에서는 장기의 명칭에 대해 각 장기의 기능을 보여준다. 예를 들어, 간의 경우 간이라는 장기를 보여주는 동시에 혈을 저장하는(장혈), 기의 흐름을 제어하는(소설) 등도 의미한다.

## 오장의 연관성과 대응

장기는 각각 연관되어 있다. 예를 들어 폐의 기능이 높아지면 신장의 기능도 향상되고 혹은 간장의 기능이 지나치게 항진되면 소화 흡수 기능(비)이 저하되는 등의 징후를 보인다. 또한 장기끼리 이외에도 각 장기와 연관된 깊은 신체의 혈부(눈, 귀 등) 및 부위 등에 장기의 변조에 의한 증상이 나타날 수 있다. 이러한 상호 관계를 장상이라고 한다. 그 외에도 각 장기와 연관된 모든 사상을 정리한 것이 오행설이라고 불리는 이론이다.

## 부, 기항의 부에 대하여

부는 담, 소장, 위, 대장, 방광, 삼초 6개로 육부라고 한다. 삼초는 구체적인 장기가 존재하고 있는 것이 아니라 개념적으로 체내의 수분 통로를 의미하고 있다. 장과 부는 각각 결합이 강한 것끼리 짝을 이루고 있다(오른쪽 그림 참조). 육부는 한 개의 관이며, 음식물이 안을 통과해 가는 사이에 영양소가 흡수된다. 기항의 부는 뇌, 골수, 뼈, 맥, 담즙, 여자포(자궁)를 가리킨다.

### 메모

**오장의 주요 작용**
- 간 : 기의 흐름을 원활히 하고(소예) 혈을 모아두는(장혈) 등의 작용
- 심 : 혈을 순환시키는 펌프와 같은 기능과 의식이나 사고 등 정신 활동 전반에 관여
- 비 : 음식물로부터 수곡의 정미를 만들어 낸(운화) 영양소를 상반신에 보내 내장을 들어 올리고(승청) 혈의 맥관 외로 유출을 방지하고(통혈) 수곡의 정미로부터 혈과 기 등을 생성
- 폐 : 호흡하고 전신에 물을 보낸다. 상 외부 쪽으로 넓히고(선발) 상 내부 쪽으로 향하는(숙강) 등의 작용

### 시험에 나오는 어구

**오행설(음양오행설)**
자연의 모든 존재는 나무, 불, 흙, 금, 물의 다섯 가지 요소로 구성되어 있으며 서로 관련되어 있다는 개념이다. 관련된 방식으로는 물은 나무를 키우고 나무는 불을 내는 것과 같이 촉진하는 관계(상생)나 불은 물에 의해 꺼지고 물은 흙으로 빨려 들어가는 등 상반된 관계(상극)가 있다.

**장상**
각 장부가 심신에 미치는 영향(생리적, 병리적)을 말한다. 인체의 생리, 병리의 관찰을 통해 각 장부의 기능, 변화, 상호작용을 체계적으로 만든 이론을 장상학설이라고 한다.

오행에 속하는 부위를 포함한다.

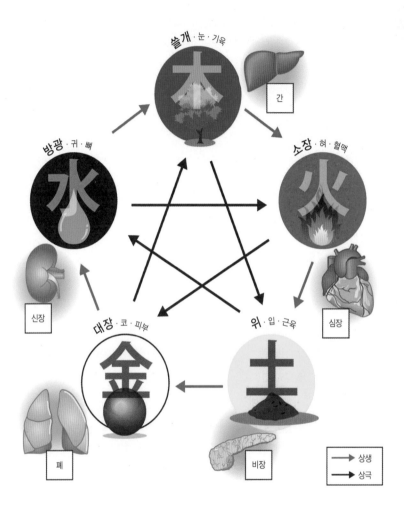

31

# 경락, 경혈의 개념

● 경락은 전신을 순환하고 있는 기혈이 흐르는 통로이다.
● 경혈은 인체 심부의 변조가 나타나는 곳이고 치료할 포인트이기도 하다.

## 경락은 전신을 순환하는 통로

**경락**은 기, 혈(P.28 참조)의 통로이다. 경락은 전신에 깔려 있고, 몸의 각 장기와 근육, 피부 등을 연결하는 네트워크의 역할을 하고 있다. 혈관이나 신경 같은 것이라고도 말할 수 있지만, 큰 차이는 '눈으로 보이지 않는다', '구체적인 물질이 아닌 기, 혈이라는 에너지가 통한다', '고정되어 있지 않다'는 점이다. 예를 들어, 강은 대지의 변동이나 기후 등 자연의 힘에 의해 매일 조금씩 그 경로가 바뀌고 있다. 경락도 마찬가지로 컨디션의 변화나 정신 상태 등으로 그 경로의 움직임(폭)은 다소 있을 수 있다.

## 심부의 변조는 경락을 통해 나타난다

외부에 존재하는 사(육음)는 신체 표면에서 침입하여 경락을 통해서 체 심부로 나아간다. 이 때문에 침입된 경락으로 연결되어 있는 부위에 차례로 증상이 나타난다. 또한 **장부**에 변조가 발생하면, 그 장부와 연결되어 있는 경락을 통해 몸 표면에 이상이 전해져 온다. 예를 들어, 고령이 되어 신장에 질병이 일어나고 신정이 부족한 상태에서는 하체의 나른함 · 통증이나 이명, 성기능의 감퇴 등이 일어나기 쉽다. 역으로 말하면 몸 표면의 장기와 관련된 부위의 변화 증상에 주목하여 일반적으로 알아채기 어려운 장부의 변조를 추측 · 파악할 수 있을 것이다.

## 경혈은 기혈의 체증을 바로잡는 치료점

경락 위에 나타나는 반응점을 경혈 또는 혈이라고 부른다. 경혈은 경락 위에 여러 개 존재하고 있으며, 그 경혈을 자극하여 경락 내의 기혈은 막힘없이 흐르게 된다. 이렇게 에너지나 영양분이 정상적으로 몸 안을 돌게 되면 장부와 조직의 기능은 활성화되고 변조도 자연히 나을 것이라는 개

 시험에 나오는 어구

**경락**
기, 혈이라는 통로, 환부로부터 떨어진 혈(정혈)을 자극하여 효과를 나타내는 것은 경락이 머리끝부터 발끝까지 전신을 순환하는 통로가 되고 있기 때문이다. 두 손 두 발을 땅에 댔을 때 햇볕이 비치는 쪽을 지나는 경락이 양경. 햇볕이 비치지 않는 쪽을 지나는 경락이 음경이 된다.

**육음**
P.28에서 설명한 외사에는 풍사, 한사, 서사, 습사, 조사, 화사 등 6종류가 있고 이들을 총칭하여 육음이라고 한다. 한편, 내사의 노, 희, 비, 우, 공, 경, 사 등 일곱 가지를 칭하여 7정이라고 한다. 내사, 외사를 합하여 사기 전반은 육음칠정이라고 부른다.

념이 동양의학 치료의 기본이 되고 있다(자연치유력의 향상). 이러한 생각을 바탕으로 침과 뜸, 손기술에 의하여 경혈을 자극하는 치료법(혈 요법)이 이루어지고 있다. 경락 위에 있는 경혈을 정혈, 그렇지 않은 것을 기혈이라고 한다.

**시험에 나오는 어구**

**경혈**
통칭 혈이라고 부르고 표면의 미세하게 움푹 들어간 부분을 말한다. ① 병의 원인이 나타나는 반응점. ② 자극하여 병인을 치료하는 작용점 2종류의 역할을 가진다. 기본적으로 정경십이경맥 및 독맥·임맥 위에 있는 것을 정혈이라고 하고 그 이외를 기혈이라고 한다.

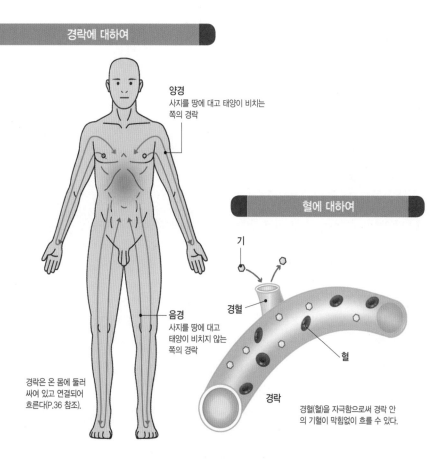

**경락에 대하여**

**양경**
사지를 땅에 대고 태양이 비치는 쪽의 경락

**음경**
사지를 땅에 대고 태양이 비치지 않는 쪽의 경락

경락은 온 몸에 둘러싸여 있고 연결되어 흐른다(P.36 참조).

**혈에 대하여**

**기**

**경혈**

**혈**

**경락**

경혈(혈)을 자극함으로써 경락 안의 기혈이 막힘없이 흐를 수 있다.

# 대표적인 경락과 그 요혈

● 정경십이경맥과 기경의 2맥을 합쳐 14경맥이라고 한다.
● 각 경맥 위에는 각각 작용과 특징으로 분류된 요혈이 존재한다.

## 장부와 연결된 정경십이경맥

경맥 중 주요한 것은 12개의 정경십이경맥이다. 이것은 각각 특정의 장부와 연결되어 있다(장부와 경맥을 관련지을 때는 오장(P.30 참조)에 심장을 싸고 있는 외막인 심포를 추가하여 육장육부가 된다).

체표의 손을 지나는 6개를 수경, 발을 지나는 6개를 족경이라고 하고 각각 3개의 음경과 양경으로 분류된다. 이 12개의 경맥은 손발의 끝과 안면 등으로 이어져 전체적으로 하나의 경맥의 흐름을 형성하고 있다. 이것을 유주라고 한다(P.36 참조).

## 기경(기경팔맥)의 경혈

정경십이경맥 이외의 주요 8개의 경맥(독맥, 임맥, 충맥, 대맥, 음교맥, 양교맥, 음유맥, 양유맥)을 기경팔맥이라 한다. 기란 '한 쌍이 아니다'라는 의미로 기경팔맥에는 음양의 쌍이 없다. 또한 장부와 연결되지 않고 독맥, 임맥 이외 6개의 기경은 독자적인 경혈을 가지고 있지 않다. 이 기경의 2맥과 정경십이경맥을 합쳐서 14경맥이라고 한다. 또한 경맥 위에는 없지만 주치가 정해져 있는 것으로 기혈이 있다.

## 각 경맥의 요혈

정경십이경락 상에는 WHO(세계보건기구)가 정한 표준경혈로 361의 경혈이 존재한다. 그 중에서도 '반응이 명확하다', '효과가 현저하다' 등의 이유로 실제 치료에서 빈번하게 사용되는 요혈이 있다. 성질이나 작용, 특징 등에 따라 분류된다(표 참조).

시험에 나오는 어구

**심포**
심장을 싸고 있는 막으로, 현대의학에는 없는 개념으로 중국의학에서는 장기의 하나로 자리 잡았다. 심포와 관련되어 있는 경맥이 수궐음심포경이다.

| 십이경맥 | 원혈 | 극혈 | 낙혈 | 모혈 | 정혈 | 영혈 | 유혈 | 경혈 | 합혈 | 배유혈 |
|---|---|---|---|---|---|---|---|---|---|---|
| 수태음폐경 | 태연 | 공최 | 열결 | 중부 | 소상 | 어제 | 태연 | 경거 | 척택 | 폐유 |
| 수양명대장경 | 합곡 | 온류 | 편력 | 천추 | 상양 | 이간 | 삼간 | 양계 | 곡지 | 대장유 |
| 족양명위경 | 충양 | 양구 | 풍륭 | 중완 | 여태 | 내정 | 함곡 | 해계 | 족삼리 | 위유 |
| 족태음비경 | 태백 | 지기 | 공손 | 장문 | 은백 | 대도 | 태백 | 상구 | 음릉천 | 비유 |
| 수소음심경 | 신문 | 음극 | 통리 | 거궐 | 소충 | 소부 | 신문 | 영도 | 소해 | 심유 |
| 수태양소장경 | 완골 | 양로 | 지정 | 관원 | 소택 | 전곡 | 후계 | 양곡 | 소해 | 소장유 |
| 족태양방광경 | 경골 | 금문 | 비양 | 중극 | 지음 | 족통곡 | 속골 | 곤륜 | 위중 | 방광유 |
| 족소음신경 | 태계 | 수천 | 대종 | 경문 | 용천 | 연곡 | 태계 | 부류 | 음곡 | 신유 |
| 수궐음심포경 | 대릉 | 극문 | 내관 | 전중 | 중충 | 노궁 | 대릉 | 간사 | 곡택 | 궐음유 |
| 수소양삼초경 | 양지 | 회종 | 외관 | 석문 | 관충 | 액문 | 중저 | 지구 | 천정 | 삼초유 |
| 족소양담경 | 구허 | 외구 | 광명 | 일월 | 족규음 | 협계 | 족임읍 | 양보 | 양릉천 | 담유 |
| 족궐음간경 | 태충 | 중도 | 여구 | 기문 | 대돈 | 행간 | 태충 | 중봉 | 곡천 | 간유 |

원혈은 원기와 밀접하게 관련되어 원기의 흐름을 좋게 한다. 극혈은 급성 증상에, 낙혈은 만성질환에 각각 효과가 높고 모혈, 배부유혈은 경맥의 기가 들락날락하고, 정혈은 기가 차오른다. 영혈은 기가 쌓이는 경혈이고, 유혈은 기가 집중되고, 경혈은 기가 느리게 흐르고, 합혈은 기가 합류하여 체내에 들어가는 경혈이 된다.

# 정경십이경의 유주

● 전신을 순환하는 경맥(정경)의 일련의 흐름을 유주라고 한다.
● 유주는 원칙적으로 방향성과 시점이 존재한다.

## 정경은 전신을 하나로 연결하여 돌고 있다

정경십이경맥(P.35 참조)은 하나로 연결된 경맥으로 되어 있어서 방향성이 있는 흐름을 만들고 있다. 이 흐름을 유주라고 한다. 흐름은 원칙, 손의 삼음경이 흉부로부터 손을 향하여 흐르고 손가락 끝에서 손의 삼양경과 연결되어 거기에서 이번에는 머리 부분으로 올라가 안면에서 발의 삼양경과 연락하고 안면에서 발로 내려간다. 그리고 발가락 끝에서 발의 삼음경으로 연결되면 흉부로 연락한다. 이러한 일련의 흐름은 아래와 같이 도식화할 수 있다. 또한 보다 구체적인 경맥의 흐름은 P.37~39에 나타낸 것과 같다.

시험에 나오는 어구

유주
'흐른다', '흘러 들어간다'의 의미로 각 경락 내의 한 방향성의 흐름과 경락 사이를 연락하는 흐름을 의미한다.

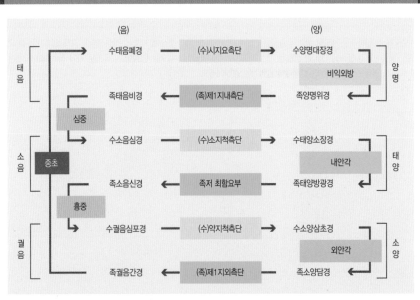

정경십이경맥의 주행과 접속부

◆ 수태음폐경

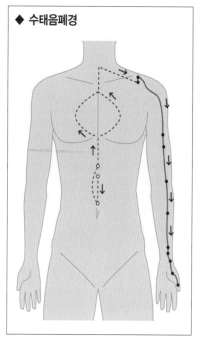

◆ 수양명대장경

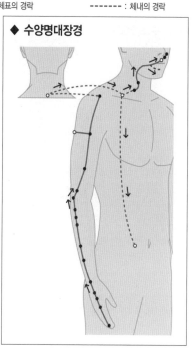

◆ 족양명위경

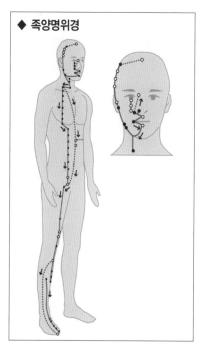

◆ 족태음비경

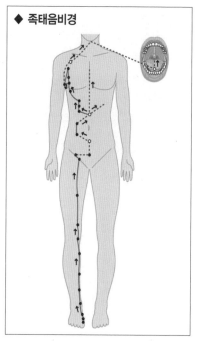

◆ 수소음심경

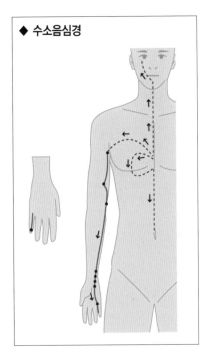

◆ 수태양소장경

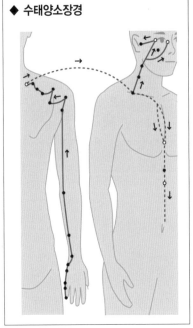

◆ 족태양방광경

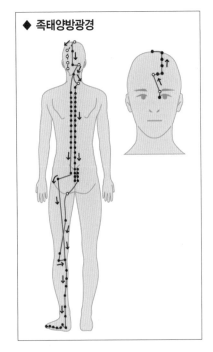

◆ 족소음신경

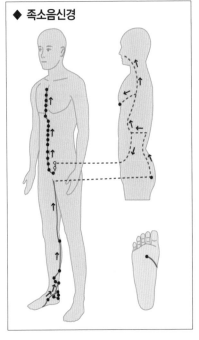

◆ 수궐음심포경

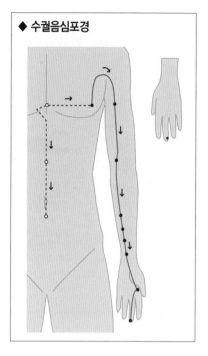

◆ 수소양삼초경

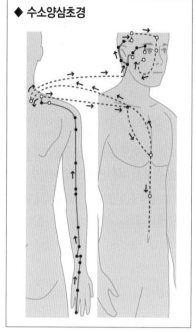

◆ 족소양담경

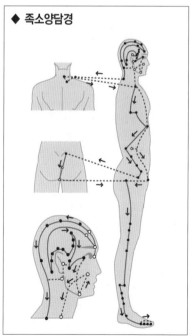

◆ 족궐음간경

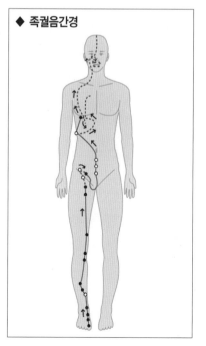

# 혈의 위치 측정 방법(취혈)

**POINT**

● 경혈의 위치를 찾아 결정하는 것을 취혈(경혈정위)이라 한다.
● 취혈에는 국제적으로 표준화된 규칙이 존재한다.

## 위치 결정 방법의 기본은 3종류

경혈의 위치를 정해가는 것을 취혈(경혈정위)이라고 한다. 사람마다 체격이나 체형이 다르기 때문에 경혈의 위치도 당연히 다르다. 이러한 개체 차이가 있는 인체의 취혈을 하기 위해 옛날부터 다양한 취혈 방법이 사용되어 왔지만, 현대에서는 국제적인 규칙을 WHO(세계보건기구)가 정하고 있다. 해부학적지표, 골도법, 수지동신촌법이라는 세 가지 방법이 일반적으로 널리 사용되고 있다.

### ● 해부학적지표

특정의 신체 부위를 표적으로 하는 방법이다. 지표에는 복사뼈가 돌출된 경우나 눈, 귀, 눈썹 등의 기관, 머리가 나는 곳(발제) 등의 고정 지표와 손발 등을 움직였을 때 생기는 주름이나 움푹 들어간 곳 등의 이동 지표가 있다.

### ● 골도법

2개의 관절 사이 등 특정 신체 부위를 등분하여 길이(치수)를 산출하고 경혈의 위치를 결정하여 사용하는 단위로 하는 방법이다. 머리에서부터 하지에 이르기까지 10여 군데 부위로 길이가 정해져 있다.

### ● 수지동신촌법

치료를 받는 사람의 손가락 길이나 폭으로 위치를 정하는 방법이다. 중지촌법, 모지촌법, 4지폭촌법 등이 있고 주로 상지·하지 등의 취혈에 사용되고 있다.

시험에 나오는 어구

**골도법**
경맥의 길이나 경혈의 위치는 각 사람에 따라 차이가 있다. 개인 차가 있는 경맥의 위치를 결정하기 위해 골격을 기준으로 개인의 치수를 정한 것을 골도라고 한다. 골도를 이용하여 신체의 경혈 위치를 결정하는 방법을 골도법이라고 한다.

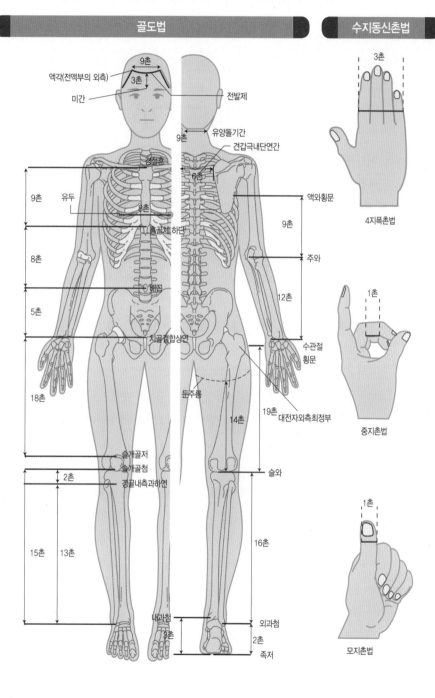

**골도법**

- 9촌
- 액각(전액부의 외측)
- 3촌
- 미간
- 전발제
- 유양돌기간
- 9촌
- 경절흔
- 견갑극내단연간
- 9촌
- 유두
- 8촌
- 흉골체 하단
- 액와횡문
- 9촌
- 8촌
- 주와
- 배꼽
- 12촌
- 5촌
- 치골결합상연
- 수관절횡문
- 18촌
- 둔주름
- 19촌 대전자외측최정부
- 14촌
- 슬개골저
- 슬개골첨
- 2촌
- 경골내측과하연
- 슬와
- 15촌
- 13촌
- 16촌
- 내관첨
- 3촌
- 외과첨
- 2촌
- 족저

**수지동신촌법**

- 3촌
- 4지폭촌법
- 1촌
- 중지촌법
- 1촌
- 모지촌법

41

# 매일 느끼고 있는 생명 에너지 '기'

뇌가 활동하려면 포도당이 필요하고 포도당이 분해된 글리코겐에 의해 근육을 움직일 수 있다. 이외에도 다양한 영양소를 섭취함으로써 우리는 생명 활동을 영위하고 있다. 그러기 위해서는 날마다 음식을 섭취하고 에너지를 만들어 내기 위한 소재를 몸에 넣어주어야 한다. 그러나 단지 에너지를 섭취하는 것만으로는 원활하게 소비할 수 없다. 차로 말하자면 음식물은 휘발유에 해당하고 휘발유를 넣는 것만으로 차는 움직이지 않는다. 휘발유를 구동력(움직이는 에너지)으로 변환해야 한다.

동양의학에서 그 구동력에 해당하는 것이 '기'이다. 기는 에너지가 되는 음식물로부터 만들어져 전신의 장기·기관·신경 외 모든 심신의 생활을 영위하고 있다. 흔히 기는 '눈에 보이지 않기 때문에 비과학적'이라고 말하지만, 에너지이므로 보이지 않는 것이 당연하다. 물이나 태양은 보인다. 그로 인해 만들어지는 수력에너지나 태양에너지에 의해 전기가 생기고 물체가 움직이는 등의 현상도 보인다. 그러나 수력에너지나 태양에너지 자체는 보이지 않는다. 그것과 같은 것이다.

기의 에너지 양은 심신의 상태에 따라 변화한다. 예를 들면 학교나 회사에서의 성적이 오르고 인간관계도 양호하면 '기분이 좋다', '강기'가 될 것이다. 한편 반대의 상황에서 고민투성이면 '기가 죽다', '약기'가 된다는 것이다. 또한 일자리를 잃거나 친한 사람과의 이별 등 과대한 스트레스가 더해지는 경우라면 그것이 원인으로 병이 될 수도 있다. 이처럼 우리는 항상 기라는 에너지의 변화를 무의식 중에 느끼고 있다.

왠지 기분이 좋지 않다, 그래도 병이라고 할 정도로는 나쁘지 않을 때 '기분 탓일까?'라고 생각한 적은 없는지? 바로 그렇다. 기라는 에너지의 미묘한 변화에 의한 병의 전조를 느꼈던 순간이며 그것은 '기'의 탓이다.

# 2장

## 14경맥

# 1 수태음폐경

중초의 중완혈서 일어나 내려가서 수분혈로 대장을 거치고 상행하여 상완혈에서 위의 분내부를 돈다. 또한 가로막(횡격막)을 관통하여 폐에 속하고 이어서 기관 인두를 둘러싸고 폐에서 액와부를 지나고 상지전 바깥쪽을 지나 모지의 바깥쪽으로 끝낸다.

중부 · 운문 · 천부 · 협백 · 척택 ➡ P.46

공최 · 열결 · 경거 · 태연 · 어제 · 소상 ➡ P.48

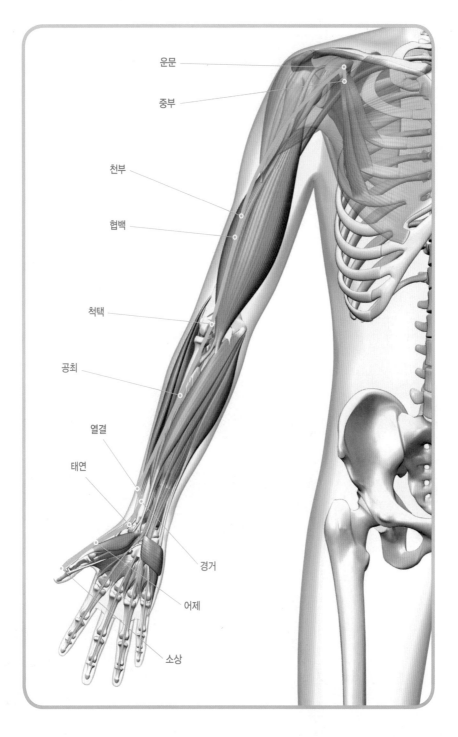

운문

중부

천부

협백

척택

공최

열결

태연

경거

어제

소상

# 중부 · 운문 · 천부 · 협백 · 척택

**천부**
상완전 외측에서 위팔두갈래근(상
완이두근)의 외측연, 액와횡문전단
에서 아래쪽으로 3촌
※액와횡문 : 겨드랑이에 생기는
주름살

**중부**
전흉부에서 제1늑간과 같은 높이,
쇄골하와의 외측 전정중선에서 가
쪽으로 6촌

**운문**
전흉부에서 쇄골하와의 함요부, 오구
돌기의 내측 전정중선에서 가쪽으로
6촌

**협백**
상완전 외측에서 위팔두갈래근(상완
이두근)의 외측연, 액와횡문전단에서
아래쪽으로 4촌

**상지 우측전면**

**쇄골하와**

**(쇄골흉근삼각)**
쇄골 바로 아래에 있으며 대흉근
과 삼각근의 부푼 곳 사이에 생
긴 움푹 들어간 곳이다.

**척택**
주전부에서 주와횡문 위,
상완이두근건의 외측의 함
요부
※주와횡문 : 주관절을 구
부릴 때에 생기는 주름살

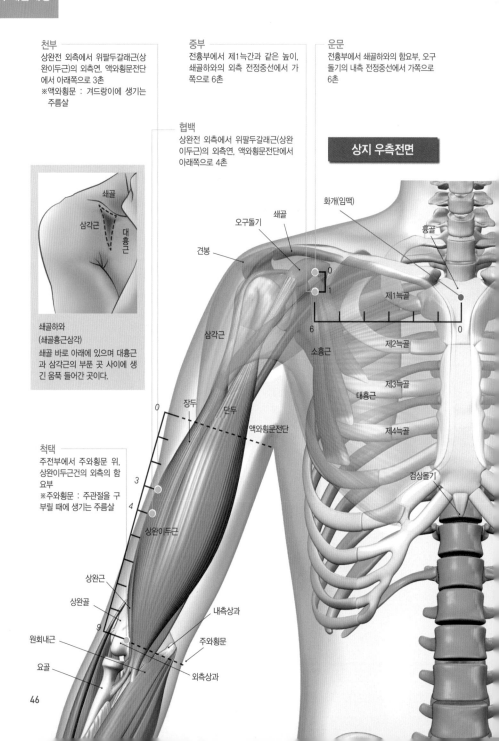

쇄골
삼각근
대흉근

오구돌기
쇄골
견봉
삼각근
소흉근
장두
단두
액와횡문전단
상완근
상완골
원회내근
요골

화개(임맥)
흉골
제1늑골
제2늑골
제3늑골
제4늑골
검상돌기
내측상과
주와횡문
외측상과

상완이두근

## LU1 중부

**짚는 방법** ▶ 화개(임맥)의 가쪽으로 6촌, 쇄골 아래, 대흉근의 벌어진 곳에서 약간 위쪽에 짚는다.

**해부** 대흉근, 소흉근, ⟨근지⟩ 내측 · 외측흉근신경, ⟨피지⟩ 쇄골상신경, [혈관] 흉견봉동맥, 외측흉동맥

**임상** 호흡기질환(천식), 가슴 통증, 인후통 등

**용어풀이** ▶ '중'은 속, 맞다, 중초(흉~상복부의 의미)의 기를 가리키고, '부'는 사람과 물건이 모이는 장소를 의미한다. 반응이 잘 나타나는 곳으로 중초의 기운이 모이는 곳이라는 의미이다.

## LU2 운문

**짚는 방법** ▶ 상지를 앞으로 들 때 쇄골 중앙의 약간 가쪽으로 하제에 생기는 함요부에 짚는다. 중부의 위쪽으로 1촌.

**해부** 대흉근, ⟨근지⟩ 내측 · 외측흉근신경, ⟨피지⟩ 쇄골상신경, [혈관] 흉견봉동맥, 외측흉동맥

**임상** 호흡기질환(천식), 가슴 통증, 인후통 등

**용어풀이** ▶ '운'은 외계의 생기, '문'은 사람이나 물건이 드나드는 곳으로 외계의 에너지가 출입하는 곳을 의미한다.

## LU3 천부

**짚는 방법** ▶ 액와횡문전단과 척택과의 사이를 3등분하여 액와횡문전단측에서 1/3 지점으로, 상완이두근의 외측연에 짚는다.

※액와횡문전단에서 척택까지의 길이를 9촌으로 한다.

**해부** 상완이두근, 상완근, ⟨근지⟩ 근피신경, ⟨피지⟩ 상외측상완피신경, [혈관] 상완동맥의 가지

**임상** 비출혈(특히 고혈압으로 인한 것), 위 등의 출혈, 상지의 신경통, 류머티즘 관절염

**용어풀이** ▶ '천'은 외계의 에너지, '부'는 사람과 물건이 모이는 것을 가리킨다. 외계의 에너지가 모이는 반응점이라는 의미이다.

## LU4 협백

**짚는 방법** ▶ 천부에서 아래쪽으로 1촌, 상완이두근의 외측연에 짚는다.

**해부** 상완이두근, 상완근, ⟨근지⟩ 근피신경, ⟨피지⟩ 상외측상완피신경,
[혈관] 상완동맥의 가지(상완심동맥)

**임상** 심장질환, 특히 흉내고민 등

**용어풀이** ▶ '협'은 끼우다, '백'은 오장색체표(P.229 참조)의 오색에서 폐에 해당한다. 폐를 끼우는 부위에 있는 경혈이라는 의미이다.

## LU5 척택

**짚는 방법** ▶ 팔꿈치를 구부려서 상완이두근건을 긴장시켰을 때, 외측 함요부의 주와횡문상에 짚는다.

※척택에서 태연까지의 길이를 1척 2촌으로 한다.

**해부** 상완이두근(건), 상완근, ⟨근지⟩ 근피신경, ⟨피지⟩ 외측전완피신경,
[혈관] 상완심동맥의 가지(요측측부동맥)

**임상** 호흡기질환 및 심장질환, 인두통, 눈 · 코질환, 고혈압, 소아 경련, 류머티즘 관절염 등

**용어풀이** ▶ '척'은 원래 모지와 시지를 벌린 모양을 본뜬 글자(모지와 시지를 벌린 2배 분이 1척)로 길이 1척의 전완골을 척골로 불리며 전완부를 뜻한다. '택'은 물이 얕게 고이는 곳, 전완을 구부려서 움푹 들어간 곳(주와)에 있는 경혈을 의미한다.

# 공최 · 열결 · 경거 · 태연 · 어제 · 소상

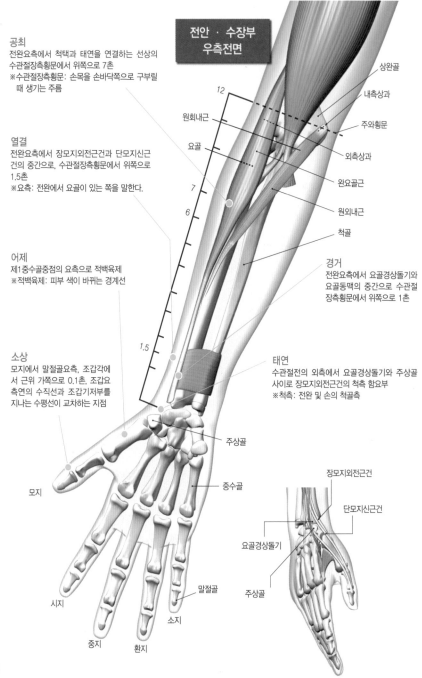

전안 · 수장부
우측전면

**공최**
전완요측에서 척택과 태연을 연결하는 선상의
수관절장측횡문에서 위쪽으로 7촌
※수관절장측횡문: 손목을 손바닥쪽으로 구부릴
　때 생기는 주름

**열결**
전완요측에서 장모지외전근건과 단모지신근
건의 중간으로, 수관절장측횡문에서 위쪽으로
1.5촌
※요측: 전완에서 요골이 있는 쪽을 말한다.

**어제**
제1중수골중점의 요측으로 적백육제
※적백육제: 피부 색이 바뀌는 경계선

**소상**
모지에서 말절골요측, 조갑각에
서 근위 가쪽으로 0.1촌, 조갑요
측연의 수직선과 조갑기저부를
지나는 수평선이 교차하는 지점

**경거**
전완요측에서 요골경상돌기와
요골동맥의 중간으로 수관절
장측횡문에서 위쪽으로 1촌

**태연**
수관절전의 외측에서 요골경상돌기와 주상골
사이로 장모지외전근건의 척측 함요부
※척측: 전완 및 손의 척골측

상완골
내측상과
주와횡문
외측상과
완요골근
원외내근
척골

원회내근
요골

주상골
중수골
말절골

모지
시지
중지
환지
소지

장모지외전근건
단모지신근건
요골경상돌기
주상골

## LU6 공최

**짚는 방법** 척택과 태연을 선으로 연결하여, 그 중간에서 위쪽으로 1촌에 짚는다.

**해부** 완요골근, 원회내근, 〈근지〉 요골신경, 정중신경, 〈피지〉 외측완피신경, [혈관] 요골동맥
**임상** 기침이나 목의 통증 등의 호흡기질환, 발열성질환으로 땀이 나지 않을 때 발한 촉진 등

**용어풀이** '공'은 구멍, 틈새, '최'는 가장 두드러진다는 의미로 폐기를 통하게 하는 데에 가장 뛰어난 곳이라는 것이다.

## LU7 열결

**짚는 방법** 태연에서 위쪽으로 1.5촌, 모지를 외전, 신전해서 장모지외전근건과 단모지신근을 긴장시켜 그 사이에 짚는다.

**해부** 완요골근(건), 장모지외전근(건), 단모지신근(건), 〈근지〉 요골신경, 〈피지〉 외측전완피신경, [혈관] 요골동맥
**임상** 두통, 항통, 목의 통증, 감기 초기의 후두부의 통증이나 목의 통증, 편도염, 안면 신경 마비 등
　　※항통: 목의 통증

**용어풀이** '열'은 나뉜다, 별행한다. '결'은 그릇의 균열이 간다는 의미로 본 경맥이 이곳을 분기점으로 하여 나뉘고 그 일부가 다른 길로 가는 곳이라는 것이다.

## LU8 경거

**짚는 방법** 태연에서 위쪽으로 1촌, 요골하단 외측의 높은 부분과 요골동맥과의 사이에 짚는다.

**해부** 완요골근(건), 장모지외전근(건), 〈근지〉 요골신경, 〈피지〉 외측전완피신경, [혈관] 요골동맥
**임상** 편도염, 기관지염, 발바닥 통증 등

**용어풀이** '경'은 강의 흐름, '거'는 도랑의 의미로 경맥이 힘차게 흐르는 홈. 요골동맥부에 있는 경혈을 의미한다.

## LU9 태연

**짚는 방법** 수관절전면횡문상에서 요골동맥박동부에 짚는다.

**해부** 요측수근굴근(건), 장모지외전근(건), 〈근지〉 정중신경, 〈피지〉 외측전완피신경, [혈관] 요골동맥
**임상** 호흡기질환이나 그에 따른 위장 장애, 모지통, 수관절염, 류머티즘 관절염 등

**용어풀이** '태'는 크다, 중요, '연'은 깊고 넓다는 의미로 크고 깊은 넓은 연못 같은 곳에 있는 경혈을 의미한다.

## LU10 어제

**짚는 방법** 제1중수골 중점의 외측, 수장과 수배의 경계선에 짚는다.

**해부** 단모지외전근, 모지대립근, 〈근지〉 정중신경, 〈피지〉 요골신경천지, [혈관] 요골동맥의 가지(모지주동맥)
**임상** 견전면부의 동통, 모지통 등

**용어풀이** '어'는 어복이라 하여 모지구를 가리키고, '제'는 물가, 가장자리를 뜻한다. 모지구의 가장자리에 있는 경혈을 의미한다.

## LU11 소상

**짚는 방법** 모지의 조근부에서 횡으로 그은 선과 외측연에 그은 선과의 교차점에 짚는다.

**해부** 〈피지〉 요골신경천지, [혈관] 모지주동맥의 가지(모지요측동맥)
**임상** 편도염, 인두염 등

**용어풀이** '소'는 적다, 말단, '상'은 장사, 오장색체표(P.229 참조)의 오음 중에 폐에 해당하고, 소상은 폐경의 말단에 있는 경혈을 의미한다.
　　※오음 : 음계로 소리의 높이를 표현. (전통 음률기본 5음계 '궁상각치우(宮商角徵羽)'를 표현 오행 순으로 배열) 각치궁상우에 해당한다.

# 2 수양명대장경

폐경의 맥기를 받아 시지외측단(상양혈)에 일어나고 시지에서 전완의 후외측 (요골을 따라서)을 지나 주관절을 거쳐 어깨에 이르러 상행하여 대추혈에 이르고 여기에서 쇄골상와(결분혈)에 들어간다. 여기서부터 두 가지로 나뉘어져 그 중 하나는 볼에서 아랫니로 들어가 나와서 인중의 수구혈에서 좌우 교차한 후 콧구멍 옆의 영향혈로 끝난다. 다른 한 가지는 흉중에 들어가 폐를 감싸는 가로막(횡격막)을 뚫고 천추혈로 대장에 귀속한다.

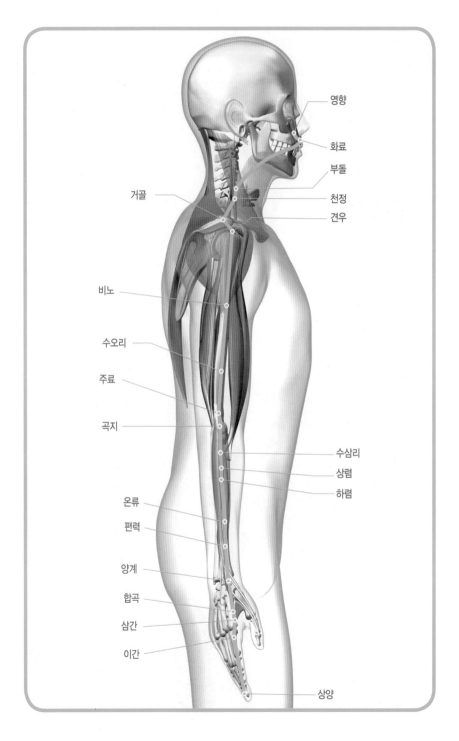

영향
화료
부돌
천정
견우
거골
비노
수오리
주료
곡지
수삼리
상렴
하렴
온류
편력
양계
합곡
삼간
이간
상양

# 상양 · 이간 · 삼간 · 합곡 · 양계

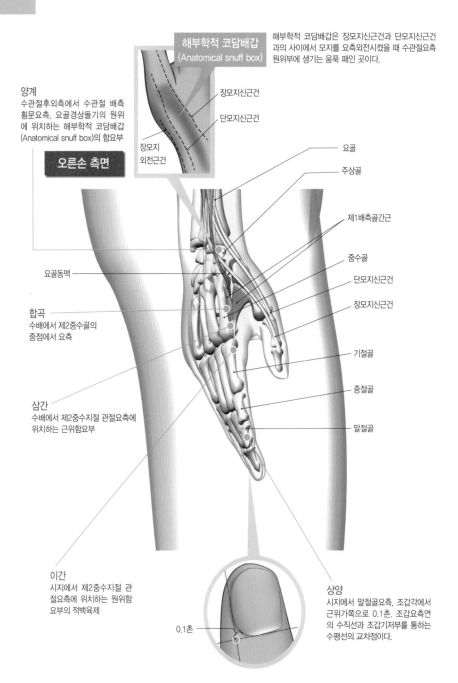

**해부학적 코담배갑**
(Anatomical snuff box)

해부학적 코담배갑은 장모지신근건과 단모지신근건
과의 사이에서 모지를 요측외전시켰을 때 수관절요측
원위부에 생기는 움푹 패인 곳이다.

장모지신근건

단모지신근건

**양계**
수관절후외측에서 수관절 배측
횡문요측, 요골경상돌기의 원위
에 위치하는 해부학적 코담배갑
(Anatomical snuff box)의 함요부

장모지
외전근건

**오른손 측면**

요골

주상골

제1배측골간근

요골동맥

중수골

단모지신근건

장모지신근건

**합곡**
수배에서 제2중수골의
중점에서 요측

기절골

중절골

**삼간**
수배에서 제2중수지절 관절요측에
위치하는 근위함요부

말절골

**이간**
시지에서 제2중수지절 관
절요측에 위치하는 원위함
요부의 적백육제

0.1촌

**상양**
시지에서 말절골요측, 조갑각에서
근위가쪽으로 0.1촌. 조갑요측연
의 수직선과 조갑기저부를 통하는
수평선의 교차점이다.

## LI1 상양

**짚는 방법** 시지의 조근부에서 횡으로 그은 선과 외측단에 그은 선과의 교차점에 짚는다.

**해부** 〈피지〉 정중신경의 고유장측지신경. [혈관] 배측지동맥

**임상** 편도염, 뇌충혈, 고혈압, 이명 등

## LI2 이간

**짚는 방법** 제2중수지절 관절의 외측을 만져, 그 아래쪽에 있는 함요부의 속, 수장과 수배의 경계에 짚는다.

**해부** 제1배측골간절(건), 〈근지〉 척골신경, 〈피지〉 요골신경천지. [혈관] 배측지동맥

**임상** 편도염, 치통, 비혈 등

**용어풀이** '이'는 2, '간'은 사이로, 시지의 말단에서부터 2번째에 있는 경혈을 의미한다.

## LI3 삼간

**짚는 방법** 손의 배측, 제2중수골의 외측연을 쓸어내렸을 때 손가락이 멈추는 곳을 짚는다.

**해부** 제1배측골간근, 〈근지〉 척골신경, 〈피지〉 요골신경천지. [혈관] 배측지동맥

**임상** 편도염, 치통, 비혈, 류머티즘 관절염 등

**용어풀이** '삼'은 3, '간'은 사이로, 시지의 말단에서부터 3번째에 있는 경혈을 의미한다.

## LI4 합곡

**짚는 방법** 제2중수골중점의 요측, 압박을 해서 압통이 있는 곳에 짚는다.

**해부** 제1배측골간근, 〈근지〉 척골신경, 〈피지〉 요골신경천지. [혈관] 제1배측중수동맥

**임상** 안과질환, 고혈압, 이명, 치통, 신경계질환(간질, 소아경련, 신경쇠약 등), 류머티즘 관절염 등

**용어풀이** '합'은 만나다, 합하다, '곡'은 산간의 골짜기를 의미한다. 산간의 골짜기가 끝나는 곳, 제1 · 제2중수골의 사이 움푹 들어간 곳에 있는 경혈을 의미한다.

## LI5 양계

**짚는 방법** 해부학적 코담배갑(Anatomical snuff box)의 함요부, 요골과 주상골과의 사이로 수관절배측에 짚는다.

**해부** 장모지신근(건), 단모지신근(건), 〈근지〉 요골신경, 〈피지〉 요골신경천지. [혈관] 요골동맥

**임상** 류머티즘 관절염, 치통, 이명, 요골신경통 및 마비 등

**용어풀이** '양'은 손등 쪽으로 대장경을 의미하고, '계'는 길쭉한 골짜기를 의미한다. 수관절배면의 함요부(타바코와)에 있는 경혈을 의미한다.

# 편력 · 온류 · 하렴 · 상렴 · 수삼리

**수삼리**
전완후외측에서 양계와 곡지를 선으로 연결하여 주와횡문에서 아래쪽으로 2촌

**상렴**
전완후외측에서 양계와 곡지를 선으로 연결하여 주와횡문에서 아래쪽으로 3촌

**전완 우측면**

주와횡문

곡지(대장경)

상완골 외측상과

요골두

단요측수근신근

장요측수근신근

양계(대장경)

수관절횡문

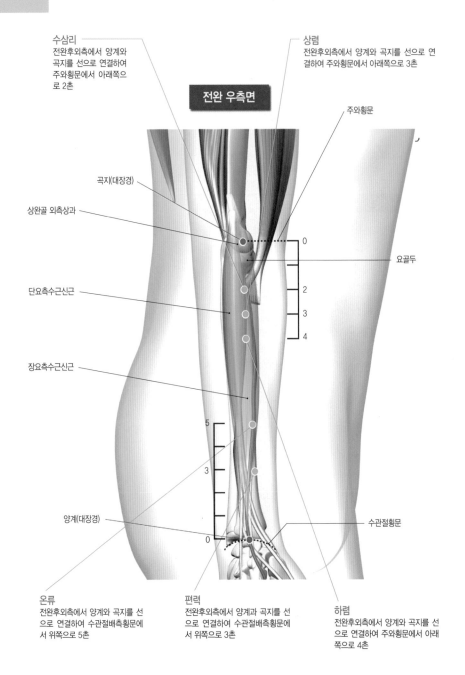

**온류**
전완후외측에서 양계와 곡지를 선으로 연결하여 수관절배측횡문에서 위쪽으로 5촌

**편력**
전완후외측에서 양계과 곡지를 선으로 연결하여 수관절배측횡문에서 위쪽으로 3촌

**하렴**
전완후외측에서 양계와 곡지를 선으로 연결하여 주와횡문에서 아래쪽으로 4촌

## LI6 편력

**짚는 방법** 양계와 곡지를 선으로 연결하여 4등분하고 양계에서 1/4 지점에 짚는다.

**해부** 장요측수근신근(건), 단요측수근신근(건), 장모지외전근(건), 〈근지〉 요골신경, 〈피지〉 외측전완피신경, [혈관] 요골동맥

**임상** 건초염, 모지마비, 치통, 비혈 등

**용어풀이** '편'은 한쪽으로 치우치다. '력'은 순환하다, 흘러가다의 의미이다. 전완의 요측부에 한쪽으로 치우쳐 흘러가는 장소라는 의미이다.

## LI7 온류

**짚는 방법** 양계와 곡지를 연결하는 선의 중점에서 1촌 아래에 짚는다. 손을 쥐면 요골 옆의 단단하게 느껴지는 힘줄 끝이다.

**해부** 장요측수근신근, 단요측수근신근, 〈근지〉 요골신경, 〈피지〉 외측전완피신경, [혈관] 요골동맥

**임상** 치통(특히 하치열의 통증), 구내염, 뺨 부종, 항문질환 등

**용어풀이** '온'은 따뜻하다. '류'는 괴다, 떨어지다라는 의미이다. 따뜻함이 모이는 곳이라는 의미이다.

## LI8 하렴

**짚는 방법** 양계와 곡지를 선으로 연결하여 3등분하고 곡지에서 1/3 지점에 짚는다. 장·단요측수근신근의 사이에 있다.

**해부** 장요측수근신근, 단요측수근신근, 〈근지〉 요골신경, 〈피지〉 외측전완피신경, [혈관] 요골동맥

**임상** 요골신경통 및 마비 등

**용어풀이** '하'는 아래, '렴'은 마름모꼴의 모서리를 의미한다. 팔꿈치를 구부리면 심부에 비스듬히 나타나는 골릉의 하척 측에 있는 경혈을 의미한다.

## LI9 상렴

**짚는 방법** 양계와 곡지를 선으로 연결하여 4등분하고 곡지에서 1/4 지점에 짚는다.

**해부** 장요측수근신근, 단요측수근신근, 〈근지〉 요골신경, 〈피지〉 외측전완피신경, [혈관] 요골동맥

**임상** 요골신경통 및 마비 등

**용어풀이** '상'은 위, '렴'은 모서리를 의미한다. 골릉 위에 있는 경혈을 말한다.

## LI10 수삼리

**짚는 방법** 곡지의 아래쪽으로 2촌에 짚는다. 장·단요측수근신근의 사이에 있다.

**해부** 장요측수근신근, 단요측수근신근, 〈근지〉 요골신경, 〈피지〉 외측전완피신경, [혈관] 요골동맥

**임상** 화농성질환, 마비, 뇌일혈, 뇌출혈, 뇌빈혈, 축농증 등

**용어풀이** '수'는 손, '삼'은 3번째, 초양(양의 수를 시작), '리'는 거처, 거리, 숙소의 의미이다. 양병의 초기증상이 깃든 경혈로 양병에 쓰는 경혈을 말한다.

# 곡지 · 주료 · 수오리 · 비노 · 견우

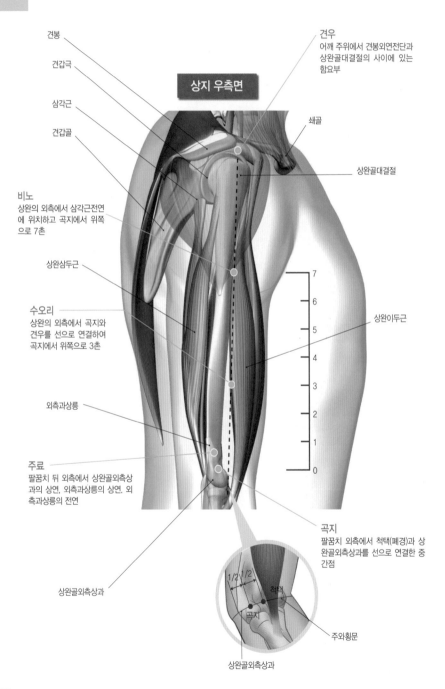

상지 우측면

견봉

견갑극

삼각근

견갑골

**비노**
상완의 외측에서 삼각근전연
에 위치하고 곡지에서 위쪽
으로 7촌

상완삼두근

**수오리**
상완의 외측에서 곡지와
견우를 선으로 연결하여
곡지에서 위쪽으로 3촌

외측과상릉

**주료**
팔꿈치 뒤 외측에서 상완골외측상
과의 상연, 외측과상릉의 상연. 외
측과상릉의 전연

상완골외측상과

**견우**
어깨 주위에서 견봉외연전단과
상완골대결절의 사이에 있는
함요부

쇄골

상완골대결절

상완이두근

7
6
5
4
3
2
1
0

**곡지**
팔꿈치 외측에서 척택(폐경)과 상
완골외측상과를 선으로 연결한 중
간점

1/2 1/2    척택

곡지

주외횡문

상완골외측상과

## LI11 곡지

**짚는 방법** ▶ 팔꿈치를 구부려서 주외횡문의 외측, 척택과 상완외측상과의 중점에 짚는다.

**해부** 장요측수근신근, 단요측수근신근, ⟨근지⟩ 요골신경, ⟨피지⟩ 후전완피신경, [혈관] 요측측부동맥

**임상** 피부병이나 화농성질환, 안과질환, 상지의 신경통과 마비, 반신불수, 치통, 인두통, 월경불순, 두통, 어깨 결림 등

**용어풀이** ▶ '곡'은 구부러지다, '지'는 연못의 의미이다. 주관절이 구부러지는 부분에 있어서 경기가 잘 모이는 곳이라는 의미가 있다.

## LI12 주료

**짚는 방법** ▶ 곡지 뒤 위쪽에서 상완골외측과상릉의 전연에 짚는다.

**해부** 상완삼두근, ⟨근지⟩ 요골신경, ⟨피지⟩ 후전완피신경, [혈압] 중측부동맥

**임상** 상지의 신경통이나 마비, 류머티즘 관절염 등

**용어풀이** ▶ '주'는 팔꿈치 관절, '료'는 거북의 꼬리나 뼈 모서리를 의미한다. 상완골의 하부 후외연의 각진 곳에 있는 경혈을 의미한다.

## LI13 수오리

**짚는 방법** ▶ 곡지에서 견우를 향해 올라가서 3촌, 상완삼두근의 외측연에 짚는다.

**해부** 상완삼두근, ⟨근지⟩ 요골신경, ⟨피지⟩ 하외측상완피신경, [혈관] 요측측부동맥

**임상** 상지의 신경통이나 마비, 류머티즘 관절염 등

**용어풀이** ▶ 의미는 명확하지 않다.

## LI14 비노

**짚는 방법** ▶ 곡지에서 위쪽으로 7촌, 삼각근의 전연에 짚는다.

**해부** 삼각근, ⟨근지⟩ 액와신경, ⟨피지⟩ 상외측상완피신경, [혈관] 요측측부동맥

**임상** 상지의 신경통이나 마비, 오십견, 두통 등

**용어풀이** ▶ '비'는 전완, '노'는 상완을 가리키고 상지의 질환에 사용하는 경혈을 의미한다.

## LI15 견우

**짚는 방법** ▶ 상완을 전방으로 올렸을 때, 견봉의 전후에 나온 2개의 함요부 중 앞의 함요부에 짚는다.

**해부** 삼각근, ⟨근지⟩ 액와신경, ⟨피지⟩ 쇄골상신경, [혈관] 후상완회선동백

**임상** 견관절염, 류머티즘 관절염, 상지의 신경통이나 마비, 반신불수, 피부병 등

**용어풀이** ▶ '견'은 어깨 봉우리 또는 어깨 관절, '우'는 각진 구석, 끝의 의미이다. 견봉의 바깥 끝에 있는 경혈을 의미한다.

# 거골 · 천정 · 부돌 · 화료 · 영향

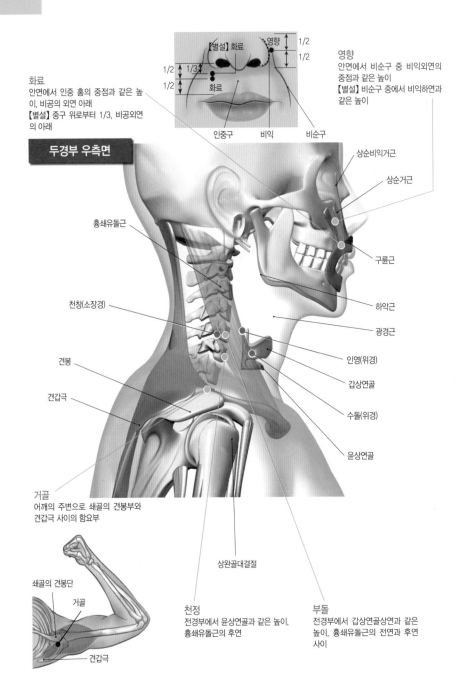

**화료**
안면에서 인중 홈의 중점과 같은 높이, 비공의 외연 아래
【별설】 중구 위로부터 1/3, 비공외연의 아래

**영향**
안면에서 비순구 중 비익외연의 중점과 같은 높이
【별설】 비순구 중에서 비익하연과 같은 높이

**두경부 우측면**

상순비익거근
상순거근
흉쇄유돌근
구륜근
천창(소장경)
하악근
광경근
견봉
인영(위경)
견갑극
갑상연골
수돌(위경)
윤상연골

**거골**
어깨의 주변으로 쇄골의 견봉부와 견갑극 사이의 함요부

상완골대결절

쇄골의 견봉단
거골
견갑극

**천정**
전경부에서 윤상연골과 같은 높이, 흉쇄유돌근의 후연

**부돌**
전경부에서 갑상연골상연과 같은 높이, 흉쇄유돌근의 전연과 후연 사이

## LU16 거골

**짚는 방법** ▶ 극상와의 외측에서 쇄골과 견갑극 사이, 견쇄관절의 뒤 내측 함요부에 짚는다.

**해부** 극상근, 〈근지〉 견갑상신경, 〈피지〉 쇄골상신경, [혈관] 견갑상동맥

**임상** 상지의 신경통, 류머티즘 관절염, 어깨 결림, 치통, 소아 경기 등

**용어풀이** ▶ 흉곽 위에 있는 큰 뼈라는 뜻으로 쇄골을 가리킨다. 쇄골 옆에 있는 경혈을 의미한다.

## LI17 천정

**짚는 방법** ▶ 부돌의 아래쪽에서 흉쇄유돌근의 후연부에 짚는다. 수돌(위경)과 같은 높이에 있다.

**해부** 흉쇄유돌근, 광경근, 〈근지〉 부신경, 경신경총의 가지, 안면신경, 〈피지〉 쇄골상신경, [혈관] 상행경동맥 · 쇄골하동맥의 가지

**임상** 경부와 인두부의 이상, 편도염, 치통, 어깨 결림 등

**용어풀이** ▶ '천'은 몸의 위쪽, 하늘의 부분(쇄골보다 위)을 가리키고, '정'은 3개의 다리를 가진 동기, 세발솥(3개의 발이 달린 물건)을 의미한다. 두부를 세발솥처럼 받쳐 하늘의 생기가 몸속으로 들어오는 삼각형 중심에 있는 경혈을 의미한다.

## LI18 부돌

**짚는 방법** ▶ 인영(위경)의 가쪽에 위치, 하악각의 아래, 흉쇄유돌근 안에서 짚는다. 갑상연골 상연의 높이에서 흉쇄유돌근의 전연에 인영(위경), 중앙에 부돌, 후연에 천창(소장경)이 늘어서 있다.

**해부** 흉쇄유돌근, 광경근, 〈근지〉 부신경, 경신경총의 가지, 안면신경, 〈피지〉 경횡신경, [혈관] 총경동맥

**임상** 경부와 인두부의 이상, 편도염, 치통, 어깨 결림 등

**용어풀이** ▶ '부'는 옆, '돌'은 전경부의 돌출된 부분(후두)을 가리킨다. 후두융기 옆에 있는 경혈을 의미한다.

## LI19 화료

**짚는 방법** ▶ 비공외측연의 아래쪽으로 선과 인중구의 중앙 횡선과의 교차점에 짚는다.

**해부** 구륜근, 〈근지〉 안면신경, 〈피지〉 상악신경(삼차신경 제2지)의 가지 (안와하신경), [혈관] 상순동맥

**임상** 비질환(비혈, 비염, 비공폐색, 후각감퇴), 삼차신경통, 치통, 안면신경마비 등

**용어풀이** ▶ '화'는 벼이삭으로 오장색체표의 오곡 중에서 폐, 대장에 해당하고, '료'는 모서리, 움푹 들어간 곳을 의미한다. 비공 바로 아래 있으며 대장경의 모서리에 해당하는 경혈을 의미한다.

## LI20 영향

**짚는 방법** ▶ 비익외측연의 중점(코가 바깥쪽으로 가장 볼록한 점)에서, 비순구 안에 짚는다.

**해부** 상순비익거근, 상순거근, 〈근지〉 안면신경, 〈피지〉 상악신경(삼차신경 제2지)의 가지, (안와하신경), [혈관] 안각동맥

**임상** 비질환(비혈, 비염, 비공폐색, 후각감퇴), 삼차신경통, 치통, 안면신경마비 등

**용어풀이** ▶ '영'은 맞이하다, 마중하는 것, '향'은 냄새, 향의 의미로 향을 맞이하다. 즉 냄새를 맞이하는 장소라는 의미이다. 후각에 관련한 경혈을 의미한다.

# 3 족양명위경

대장경의 맥기를 받아 비익외방(영향혈)으로부터 일어나 비근부로 들어가 정명혈을 거쳐 비부의 바깥쪽을 하행하고 상치 속을 지나 입술을 감싸고 하악의 하변을 지나 하악각(대영혈)에 도달하며 2지로 나뉜다. 그 1지는 귀앞을 지나 전액부에 나아가 발의 담경과 만난다. 다른 1지는 총경동맥을 따라 전경부를 내려가 결분혈로 들어간다. 그로 인해 흉부유선상을 내려와 가로막(횡격막)을 관통하고 위에 귀속한다. 뒤쪽으로 지라에 달라붙어 복직근을 따라 배꼽 양측을 내려와 대퇴전외측을 지나고 다시 하퇴전외측을 내려와 발의 제2지에서 끝난다. 족삼리혈부근에서 별지가 나오고 발의 제3지외측단에 간다.

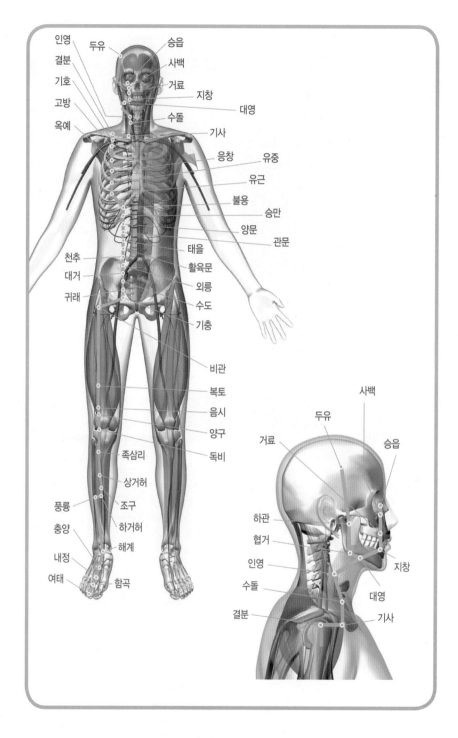

# 승읍 · 사백 · 거료 · 지창 · 대영

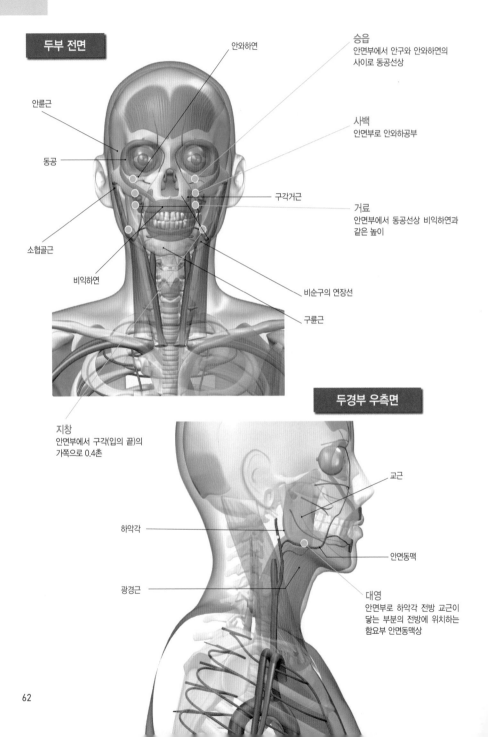

**두부 전면**

안와하연

**승읍**
안면부에서 안구와 안와하연의
사이로 동공선상

안륜근

**사백**
안면부로 안와하공부

동공

구각거근

**거료**
안면부에서 동공선상 비익하연과
같은 높이

소협골근

비익하연

비순구의 연장선

구륜근

**지창**
안면부에서 구각(입의 끝)의
가쪽으로 0.4촌

**두경부 우측면**

교근

하악각

안면동맥

광경근

**대영**
안면부로 하악각 전방 교근이
닿는 부분의 전방에 위치하는
함요부 안면동맥상

## ST1 승읍

**짚는 방법** 정면을 보게 하고, 동공을 지나는 수직선이 안와하연과 만나는 곳에 짚는다. 여기를 살피면 선상의 것이 있다.

**해부** 안륜근, 〈근지〉 안면신경, 〈피지〉 상악신경(삼차신경 제2지)의 가지(안와하신경), [혈관] 안와하동맥

**임상** 안과질환, 특히 충혈이나 염증 등

**용어풀이** '승'은 받는다. '읍'은 울다. 눈물의 의미이다. 눈물을 받는 곳에 있는 경혈을 의미한다.

## ST2 사백

**짚는 방법** 정면을 보게 하고, 승읍의 아래쪽에서 뼈가 함요되어 있는 곳에 짚는다. 안와하신경이 나오는 곳이다.

**해부** 안륜근, 〈근지〉 안면신경, 〈피지〉 상악신경(삼차신경 제2지)의 가지(안와하신경), [혈관] 안와하동맥

**임상** 안과질환, 축농증, 삼차신경통 등

**용어풀이** '사'는 사방, 주위, '백'은 흰색의 의미로 속눈썹이 난 흰 부분을 가리킨다. 눈과 관계있는 경혈을 의미한다.

## ST3 거료

**짚는 방법** 정면을 보게 하고, 동공을 지나는 수직선과 비익하선부터의 수평선이 교차하는 점에 짚는다.

**해부** 상순거근, 구각거근, 소협골근, 〈근지〉 안면신경, 〈피지〉 상악신경 (삼차신경 제2지)의 가지(안와하신경), [혈관] 안와하동맥

**임상** 상치통, 안과질환, 축농증 등

**용어풀이** '거'는 크다, 거분(크게 나눈다), '료'는 뼈의 모서리를 의미한다. 비순구의 모서리가 움푹 들어간 부분인 경혈을 의미한다.

## ST4 지창

**짚는 방법** 구각에서 외측으로 0.4촌, 비순구나 비순구의 연장선 상에 짚는다.

**해부** 구륜근, 협근, 〈근지〉 안면신경, 〈피지〉 상악신경(삼차신경 제2지)의 가지(안와하신경), [혈관] 안와하동맥, 상순동맥

**임상** 안면신경마비, 삼차신경통, 고혈압에 의한 언어장애 등

**용어풀이** '지'는 땅이나 땅의 기, '창'은 창고의 의미로 위의 부를 대창이라 부르고 음식을 운반해 넣는 장소이고, 구각 가까이에 있는 곳에서 위의 입구에 있는 경혈을 의미한다.

## ST5 대영

**짚는 방법** 하악각에서 하악체를 따라 손가락을 내려가면 뼈의 움푹 들어간 부분이 있다. 그 안면동맥박동부에 짚는다.

**해부** 광경근, 교근, 〈근지〉 안면신경, 하악신경, 〈피지〉 하악신경(삼차신경 제3지), [혈관] 안면동맥

**임상** 하치통, 안면신경 경련 및 마비, 교근 경련, 경부 림프선염 등

**용어풀이** '대'는 소중, 중요, '영'은 맞이하다, 만나다. 대영골(하악골)의 의미로, 하악각부, 하악지와 하악체의 가장자리가 만나는 곳으로 위경과 대장경이 만나는 소중한 경혈을 의미한다.

# 협거 · 하관 · 두유 · 인영 · 수돌

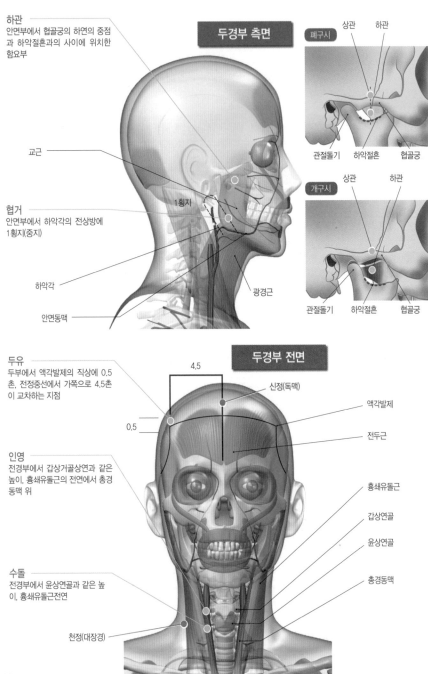

**하관**
안면부에서 협골궁의 하연의 중점과 하악절흔과의 사이에 위치한 함요부

교근

**협거**
안면부에서 하악각의 전상방에 1횡지(중지)

하악각

안면동맥

1횡지

광경근

**두경부 측면**

**폐구시**

상관　하관

관절돌기　하악절흔　협골궁

**개구시**

상관　하관

관절돌기　하악절흔　협골궁

**두경부 전면**

4.5

0.5

신정(독맥)

액각발제

전두근

흉쇄유돌근

갑상연골

윤상연골

총경동맥

**두유**
두부에서 액각발제의 직상에 0.5촌, 전정중선에서 가쪽으로 4.5촌이 교차하는 지점

**인영**
전경부에서 갑상거골상연과 같은 높이, 흉쇄유돌근의 전연에서 총경동맥 위

**수돌**
전경부에서 윤상연골과 같은 높이, 흉쇄유돌근전연

천정(대장경)

## ST6 협거

**짚는 방법** ▶ 하악각의 전측위쪽에서 입을 다물면 교근이 긴장되고, 힘을 빼면 함요되는 곳에 짚는다.

**해부** 교근, 〈근지〉 하악신경, 〈피지〉 대이개신경, [혈관] 안면동맥

**임상** 하치통, 안면신경 경련 및 마비, 교근 경련, 경부 림프선염 등

**용어풀이** ▶ '협'은 뺨, '거'는 자동차, 아차(악관절부)의 의미이다. 악관절부 주변에 있는 경혈을 의미한다.

## ST7 하관

**짚는 방법** ▶ 협골궁 중앙의 약간 후방 아래에서 입을 다물면 깊게 함요되고, 입을 벌리면 하악골관절돌기가 앞으로 이동하며 함요가 없어지는 곳에 짚는다.

**해부** 교근, 외측익돌기, 〈근지〉 하악신경, 〈피지〉 하악신경(이개측두신경), [혈관] 악동맥

**임상** 치통, 이통, 안면신경마비, 삼차신경통, 하악의 탈구 등

**용어풀이** ▶ '하'는 아래, '관'은 관문, 칸막이의 의미이다. 협골궁이 관문이며 협골궁의 아래에 있는 경혈을 의미한다.

## ST8 두유

**짚는 방법** ▶ 액각발제의 후방 0.5촌, 신정(독맥)의 가쪽으로 4.5촌, 음식물을 악물면 움직이는 곳에 짚는다.

**해부** 전두근, 〈근지〉 안면신경, 〈피지〉 안신경(삼차신경 제1지)의 가지(안와상신경), 이개측두신경, [혈관] 천측두동맥

**임상** 편두통, 안과질환(결막염, 시력저하 등), 뇌충혈 등

**용어풀이** ▶ '두'는 머리, '유'는 잇는다, 모서리 등을 의미한다. 머리카락이 난 부분에서 두부의 모서리에 있는 경혈을 의미한다.

## ST9 인영

**짚는 방법** ▶ 갑상연골상연의 가쪽에서 흉쇄유돌근의 전연, 총경동맥박동부에 짚는다.

**해부** 광경부, 〈근지〉 안면신경, 〈피지〉 경횡신경, [혈관] 총경동맥

**임상** 호흡기질환(천식, 편도염, 기관지염 등), 그레이브스병, 고혈압 등

**용어풀이** ▶ '인'은 구후 중의 인후를 뜻하고, '영'은 맞이하다의 의미이다. 이 부분에 있는 총경동맥의 박동을 손가락으로 느낄 수 있는 곳이다.

## ST10 수돌

**짚는 방법** ▶ 인영에서 아래쪽으로 흉쇄유돌근의 전연, 윤상연골과 같은 높이, 심부에 총경동맥박동을 느끼는 곳에 짚는다. 흉쇄유돌근을 사이에 두고 천정(대장경)과 같은 높이에 있다.

**해부** 광경근, 흉쇄유돌근, 〈근지〉 안면신경, 부신경, 경신경총의 가지, 〈피지〉 경횡신경, [혈관] 총경동맥

**임상** 천식, 기관지염, 인후염 등

**용어풀이** ▶ '수'는 수분, '돌'은 돌출 등의 의미로 목젖(후두융기=갑상연골)을 가리킨다. 수분을 마실 때에 돌출되는 곳에 있는 경혈을 의미한다.

# 기사 · 결분 · 기호 · 고방 · 옥예

**결분**
전경부에서 대쇄골상와 위치한다. 전정중선에서 가쪽으로 4촌, 쇄골위쪽의 함요부

**고방**
전흉부에서 제1늑간에 위치한다. 전정중선에서 가쪽으로 4촌

**옥예**
전흉부에서 제2늑간에 위치한다. 전정중선에서 가쪽으로 4촌

**기호**
전흉부에서 쇄골하연에 위치한다. 전정중선에서 가쪽으로 4촌

화개(임맥)

자궁(임맥)

제1늑골

제2늑골

**흉부 전면**

유두

**기사**
전경부에서 소쇄골상와에 위치한다. 쇄골흉골단의 위쪽, 흉쇄유돌근의 흉골두와 쇄골두의 사이에 있는 함요부

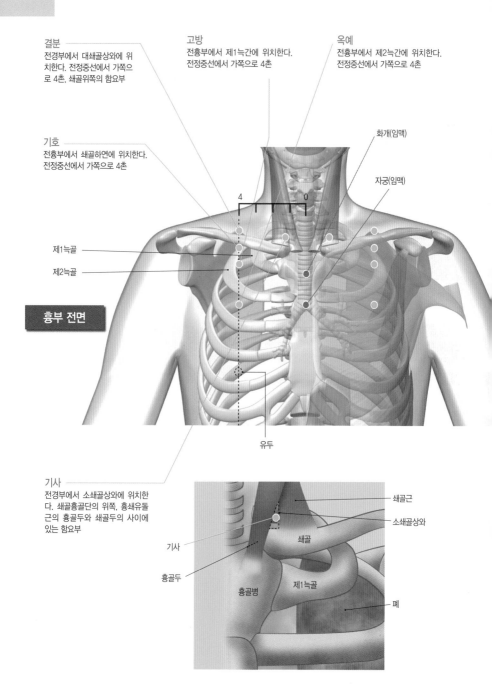

쇄골근

소쇄골상와

쇄골

기사

흉골두

흉골병

제1늑골

폐

## ST11 기사

**짚는 방법** ▶ 쇄골내단의 상부에 있는 움푹 들어간 곳의 위, 흉쇄유돌근의 이두 사이에 짚는다.

**해부** 광경부, 흉쇄유돌근, 〈근지〉 안면신경, 부신경, 경신경총의 가지, 〈피지〉 쇄골상신경.
　　　[혈관] 총경동맥

**임상** 인후나 기관의 병, 사경(목이 기울고 얼굴이 잘 돌아가지 않는 병) 등

**용어풀이** ▶ '기'는 생기, 에너지, '사'는 숙소, 천천히 호흡하며 쉬는 등의 의미이다. 에너지가 깃든 곳에 있는 경혈을 의미한다.

## ST12 결분

**짚는 방법** ▶ 전정중선에서 외방 4촌의 유두선상 (대쇄골상와의 중앙보다 전방)에서, 쇄골식상의 움푹 들어간 곳에 짚는다.

**해부** 광경근, 전사각근 · 중사각근, 〈근지〉 안면시경, 경신경전지, 〈피지〉 쇄골상신경.
　　　[혈관] 쇄골하동맥

**임상** 호흡기질환(기관지염, 감기 등), 상지 신경통이나 마비 등

**용어풀이** ▶ '결'은 모자라다, 이지러지다, 깨지다, '분'은 가장자리가 얕은 용기, 우묵한 곳을 의미한다. 쟁반처럼 패인 곳(대쇄골상와=쇄골두의 외측에 관찰 가능한 큰 함요부)에 있는 경혈을 의미한다.

## ST13 기호

**짚는 방법** ▶ 쇄골하연과 유두선과의 교차점에 짚는다.

**해부** 대흉근, 쇄골하근, 〈근지〉 내측 · 외측흉근신경, 쇄골하근신경, 〈피지〉 쇄골상신경.
　　　[혈관] 액와동맥의 가지(흉견봉동맥)

**임상** 호흡기질환(기관지염, 감기 등) 등

**용어풀이** ▶ '기'는 생기, 에너지, '호'는 문짝의 의미이다. 생기(상초의 종기)가 출입하는 곳에 있는 경혈을 의미한다.

## ST14 고방

**짚는 방법** ▶ 제1늑간 중 화개(임맥)에서 가쪽으로 4촌, 유두선상에 짚는다.

**해부** 대흉근, 외 · 내늑간근, 〈근지〉 내측 · 외측흉근신경, 〈피지〉 쇄골상신경.
　　　[혈관] 흉견봉동맥, 늑간동맥

**임상** 호흡기질환(기관지염, 감기 등) 등

**용어풀이** ▶ '고'는 창고, '방'은 작은 방의 의미이다. 심장이나 폐장을 넣고 있는 방에 있는 경혈을 의미한다.

## ST15 옥예

**짚는 방법** ▶ 제2늑간 중 자궁(임맥)에서 가쪽으로 4촌, 유두선상에 짚는다.

**해부** 대흉근, 소흉근, 외 · 내늑간근, 〈근지〉 내측 · 외측흉근신경, 〈피지〉 늑간신경(전피지 · 외측피지), [혈관] 흉견봉동맥, 늑간동맥

**임상** 호흡기 및 심장질환, 늑간신경통 등

**용어풀이** ▶ '옥'은 지붕, '예'는 덮기, 씌우기 등의 의미이다. 심장이나 폐를 덮어씌우는 위치에 있는 경혈을 의미한다.

# 응창 · 유중 · 유근 · 불용 · 승만

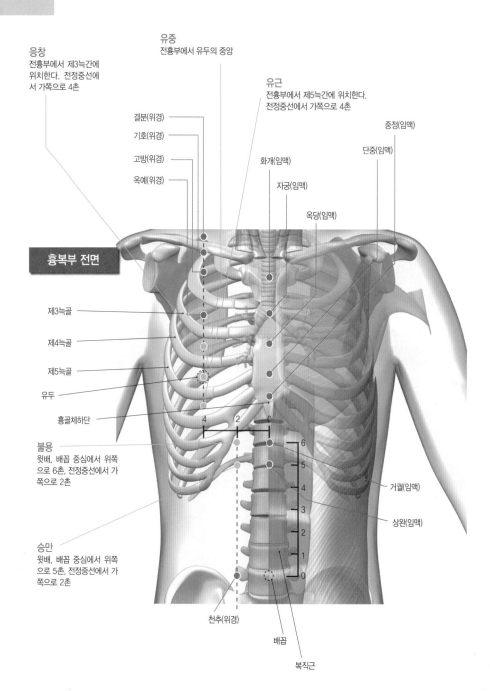

**응창**
전흉부에서 제3늑간에
위치한다. 전정중선에
서 가쪽으로 4촌

**유중**
전흉부에서 유두의 중앙

**유근**
전흉부에서 제5늑간에 위치한다.
전정중선에서 가쪽으로 4촌

결분(위경)
기호(위경)
고방(위경)
옥예(위경)

화개(임맥)
자궁(임맥)
옥당(임맥)

중정(임맥)
단중(임맥)

흉복부 전면

제3늑골
제4늑골
제5늑골
유두
흉골체하단

4 2 0

6
5
4
3
2
1
0

거궐(임맥)
상완(임맥)

**불용**
윗배, 배꼽 중심에서 위쪽
으로 6촌, 전정중선에서 가
쪽으로 2촌

**승만**
윗배, 배꼽 중심에서 위쪽
으로 5촌, 전정중선에서 가
쪽으로 2촌

천추(위경)

배꼽

복직근

## ST16 응창

**짚는 방법** 제3늑간 중 옥당(임맥)에서 가쪽으로 4촌, 유두선상에 짚는다.

**해부** 대흉근, 소흉근, 외·내늑간근, 〈근지〉 내측·외측흉근신경, 〈피지〉 늑간신경(전피지·외측피지), [혈관] 흉견봉동맥, 늑간동맥

**임상** 호흡기 및 심장질환, 늑간신경통, 유선염 등

**용어풀이** '응'은 가슴, '창'은 내외에 통한다는 의미이다. 가슴에 통하는 창문에 상당하는 경혈을 의미한다.

## ST17 유중

**짚는 방법** 제4늑간 중 단중(임맥)에서 가쪽으로 4촌, 유두선상, 유두부 중앙에 짚는다.

**해부** 대흉근, 소흉근, 외·내늑간근, 〈근지〉 내측·외측흉근신경, 〈피지〉 늑간신경(전피지·외측피지) [혈관] 흉견봉동맥, 늑간동맥

**임상** 금침, 금구의 혈

※금침, 금구: 침이나 뜸을 들여서는 안 되는 혈

**용어풀이** 유방의 중앙, 즉 유두에 있는 경혈을 의미한다.

## ST18 유근

**짚는 방법** 제5늑간 중 전정중선에서 가쪽으로 4촌, 유두선상에 짚는다.

**해부** 대흉근, 외복사근, 〈근지〉 내측·외측흉근신경, 〈피지〉 늑간신경(전피지·외측피지), [혈관] 흉견봉동맥, 늑간동맥

**임상** 유선염, 늑간신경통 등

**용어풀이** 유방의 근원에 있는 경혈을 의미한다.

## ST19 불용

**짚는 방법** 천추(위경)에서 위쪽으로 6촌, 거궐(임맥)에서 가쪽으로 2촌, 복직근에 짚는다.

**해부** 복직근, 〈근지〉 늑간신경, 〈피지〉 늑간신경(전피지), [혈관] 상복벽동맥

**임상** 위질환(위경련, 위산과다, 위무력증, 위확장, 호흡 등), 늑간신경통, 기침, 천식, 딸꾹질 등

**용어풀이** '불'은 시작, 부정하다, '용'은 담는 것(여기서는 위)을 의미한다. 위의 시작, 즉 분출부에 있는 경혈을 의미한다.

## ST20 승만

**짚는 방법** 천추(위경)에서 위쪽으로 5촌, 상완(임맥)에서 가쪽으로 2촌, 복직근중에 짚는다.

**해부** 복직근, 〈근지〉 늑간신경, 〈피지〉 늑간신경(전피지), [혈관] 상복벽동맥

**임상** 위질환에 의한 동통(위궤양), 구토, 늑간신경통 등

**용어풀이** '승'은 받다, '만'은 가득차다의 의미이다. 위질환(위부팽만 등)이나 가슴 겨드랑이 통증에 효과가 있는 경혈을 의미한다.

# 양문 · 관문 · 태을 · 활육문 · 천추

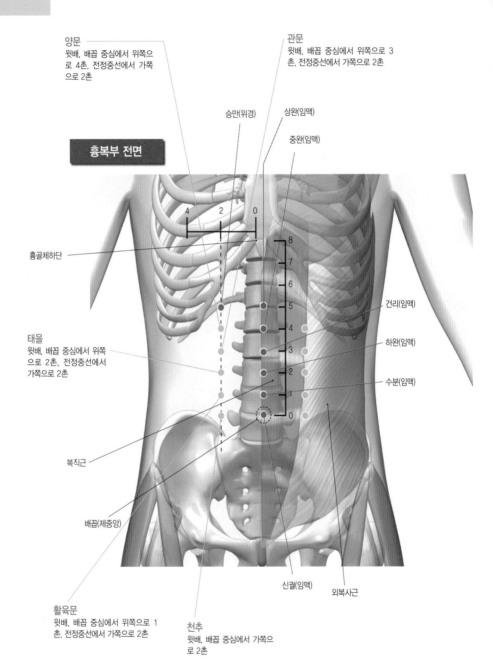

**양문**
윗배, 배꼽 중심에서 위쪽으로 4촌, 전정중선에서 가쪽으로 2촌

**관문**
윗배, 배꼽 중심에서 위쪽으로 3촌, 전정중선에서 가쪽으로 2촌

승만(위경)

상완(임맥)

중완(임맥)

**흉복부 전면**

흉골체하단

건리(임맥)

하완(임맥)

**태을**
윗배, 배꼽 중심에서 위쪽으로 2촌, 전정중선에서 가쪽으로 2촌

수분(임맥)

복직근

배꼽(제중앙)

신궐(임맥)

외복사근

**활육문**
윗배, 배꼽 중심에서 위쪽으로 1촌, 전정중선에서 가쪽으로 2촌

**천추**
윗배, 배꼽 중심에서 가쪽으로 2촌

## ST21 양문

**짚는 방법** 천추의 위쪽으로 4촌, 중완(임맥)에서 가쪽으로 2촌, 복직근 안에 짚는다.

**해부** 복직근, 〈근지〉 늑간신경, 〈피지〉 늑간신경(전피지), [혈관] 상복벽동맥

**임상** 위질환 (급성위염, 위경련, 위무력증, 위확장), 식욕부진 등

**용어풀이** '양'은 대들보(지붕을 떠받치는 중요한 가로목), '문'은 병사의 출입구를 의미한다. 위질환의 위 상부에 있는 반응점의 치료점으로써 중요한 경혈이라는 의미이다.

## ST22 관문

**짚는 방법** 천추의 위쪽으로 3촌, 건리(임맥)에서 가쪽으로 2촌, 복직근 안에 짚는다.

**해부** 복직근, 〈근지〉 늑간신경, 〈피지〉 늑간신경(전피지), [혈관] 상복벽동맥

**임상** 위질환 (급성위염, 위경련, 위무력증, 위확장), 식욕부진 등

**용어풀이** '관'은 빗장, 관문. '문'은 병사가 출입하는 곳을 의미한다. 양문과 마찬가지로 위의 중요한 경혈이다.

## ST23 태을

**짚는 방법** 천추의 위쪽으로 2촌, 하완(임맥)에서 가쪽으로 2촌, 복직근 안에 짚는다.

**해부** 복직근, 〈근지〉 늑간신경, 〈피지〉 늑간신경(전피지), [혈관] 상복벽동맥

**임상** 위장질환, 각기, 유뇨증, 간질 등

**용어풀이** '태'는 중요, '을'은 머무르다, 끝을 의미한다. 위질환, 위 하부에 있는 반응점·치료점으로 중요한 경혈을 의미한다.

## ST24 활육문

**짚는 방법** 천추의 위쪽으로 1촌, 수분(임맥)에서 가쪽으로 2촌, 복직근 안에 짚는다.

**해부** 복직근, 〈근지〉 늑간신경, 〈피지〉 늑간신경(전피지), [혈관] 상복벽동맥

**임상** 위장질환 (구토, 위출혈, 위경련, 하복부병, 소화불량, 탈항 등), 신장과 비장질환, 정신질환 등

**용어풀이** '활'은 미끄러지다, '육'은 근육, 복직근 위에 있는 경혈. '문'은 문, 출입구를 의미한다. 신장이나 비장질환의 반응점·치료점으로 중요한 경혈을 의미한다.

## ST25 천추

**짚는 방법** 신궐(임맥)에서 가쪽으로 2촌, 복직근 안에 짚는다.

**해부** 복직근, 〈근지〉 늑간신경, 〈피지〉 늑간신경(전피지), [혈관] 천복벽동맥, 상복벽동맥, 하복벽동맥

**임상** 소화기질환 (설사, 변비), 비뇨기과질환 (신장염, 방광염), 생식기질환 (월경불순, 자궁내막염, 자궁출혈, 정력감퇴 등), 냉증 등

**용어풀이** '천'은 하늘과 땅으로 이분할 했을 때의 상반신을 가리키며, '추'는 요점, 중요한 곳을 의미한다. 하늘과 땅의 기운을 가르는 중요한 장소에 있는 경혈을 의미한다.

# 외릉 · 대거 · 수도 · 귀래 · 기충

수도
아랫배, 배꼽 중심에서 아래쪽으로
3촌, 전정중선에서 가쪽으로 2촌

대거
아랫배, 배꼽 중심에서 아래쪽으로
2촌, 전정중선에서 가쪽으로 2촌

외릉
아랫배, 배꼽 중심에서 아래쪽으로
1촌, 전정중선에서 가쪽으로 2촌

복직근

천추(위경)

배꼽

**하복부 전면**

귀래
아랫배, 배꼽 중심에서 아
래쪽으로 4촌, 전정중선에
서 가쪽으로 2촌

기충
서혜부에서 치골결합상연
과 같은 높이, 전정중선에
서 가쪽으로 2촌, 대퇴동맥
박동부

음교(임맥)

석문(임맥)

관원(임맥)

중극(임맥)

곡골(임맥)

치골결합상연

대퇴동맥

치골결합

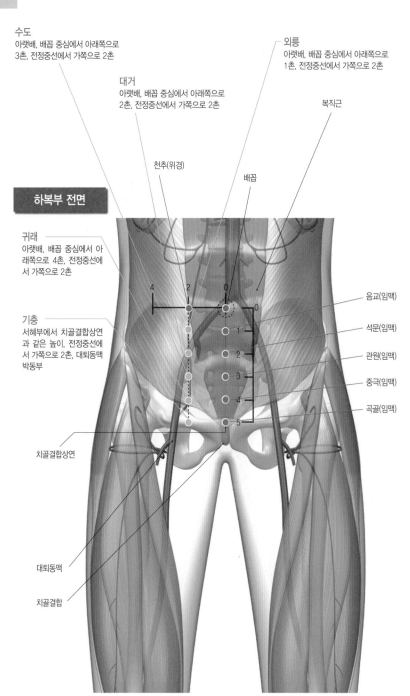

## ST26 외릉

**짚는 방법** ▶ 천추의 아래쪽으로 1촌, 음교(임맥)에서 가쪽으로 2촌, 복직근 안에 짚는다.

**해부** 복직근, 〈근지〉 늑간신경, 〈피지〉 늑간신경(전피지), [혈관] 천복벽동맥, 하복벽동맥

**임상** 장경련, 위하수, 월경통, 부정소염 등

**용어풀이** ▶ '외'는 외측, '릉'은 큰 언덕. 복직근의 근복이 나타나는 곳의 외측에 있는 경혈을 의미한다.

## ST27 대거

**짚는 방법** ▶ 천추의 아래쪽으로 2촌, 석문(임맥)에서 가쪽으로 2촌, 복직근 안에 짚는다.

**해부** 복직근, 〈근지〉 늑간신경, 〈피지〉 늑간신경(전피지), [혈관] 천복벽동맥, 하복벽동맥

**임상** 장경련, 위하수, 월경통, 부정소염 등

**용어풀이** ▶ '대'는 중요, 소중, '거'는 큰 것을 뜻한다. 매우 중요한 경혈을 의미한다.

## ST28 수도

**짚는 방법** ▶ 천추의 아래쪽으로 3촌, 관원(임맥)에서 가쪽으로 2촌, 복직근 안에 짚는다.

**해부** 복직근, 〈근지〉 늑간신경, 〈피지〉 늑간신경(전피지), [혈관] 천복벽동맥, 하복벽동맥

**임상** 비뇨기질환(신우염 ,방광염, 요폐색, 방광마비, 요도염 등), 부인과질환(자궁위치이상, 하복통, 자궁내막염 등) 등

**용어풀이** ▶ 물이 통하는 길이라는 의미로, 신장이나 방광과 관련된 비뇨기질환을 치료하는 경혈을 의미한다.

## ST29 귀래

**짚는 방법** ▶ 천추의 아래쪽으로 4촌, 중극(임맥)에서 가쪽으로 2촌, 복직근 안에 짚는다.

**해부** 복직근, 〈근지〉 늑간신경, 〈피지〉 장골하복신경(전피지), [혈관] 천복벽동맥, 하복벽동맥

**임상** 비뇨기 · 생식기 질환 (방광염, 요도염, 난소염, 자궁내막염, 자궁근종, 월경불순, 질염 등) 등

**용어풀이** ▶ 돌아온다는 의미. 위경 분지가 본경에 다시 합쳐지는 곳이라는 의미이다.

## ST30 기충

**짚는 방법** ▶ 천추의 아래쪽으로 5촌, 곡골(임맥)에서 가쪽으로 2촌

**해부** 치골근, 〈근지〉 대퇴신경, 폐쇄신경, 〈피지〉 요신경총의 가지(음부대퇴신경의 대퇴지), [혈관] 천복벽동맥, 하복벽동맥

**임상** 비뇨기 · 생식기의 염증성질환 등

**용어풀이** ▶ '기'는 에너지, '충'은 맥박이 닿는 곳을 의미한다. 충맥이 시작되는 곳으로, 기혈이 잘 모이는 동맥박동부에 있는 경혈을 의미한다.

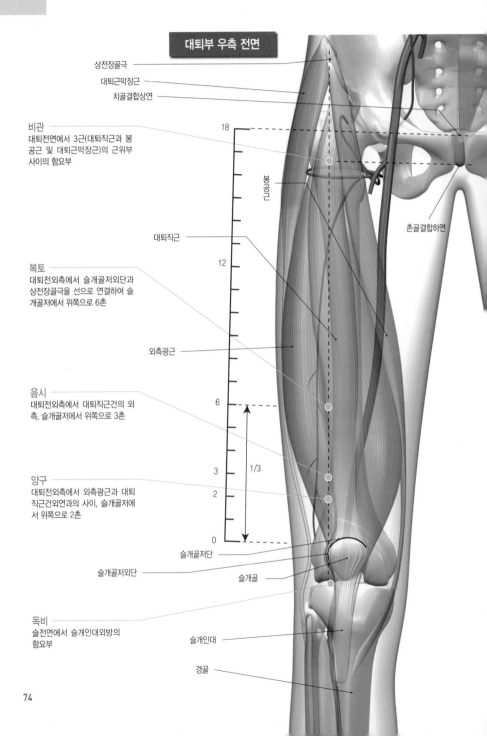

대퇴부 우측 전면

상전장골극

대퇴근막장근

치골결합상연

**비관**
대퇴전면에서 3근(대퇴직근과 봉
공근 및 대퇴근막장근)의 근위부
사이의 함요부

18

봉공근

촌골결합하연

대퇴직근

12

**복토**
대퇴전외측에서 슬개골저외단과
상전장골극을 선으로 연결하여 슬
개골저에서 위쪽으로 6촌

외측광근

**음시**
대퇴전외측에서 대퇴직근건의 외
측, 슬개골저에서 위쪽으로 3촌

6

**양구**
대퇴전외측에서 외측광근과 대퇴
직근건외연의 사이, 슬개골저에
서 위쪽으로 2촌

3

1/3

2

0

슬개골저단

슬개골저외단

슬개골

**독비**
슬전면에서 슬개인대외방의
함요부

슬개인대

경골

## ST31 비관

**짚는 방법** ▶ 상전장골극과 슬개골저외단을 연결하여 선상으로, 치골결합부하연의 수평선과 교차하는 곳에 짚는다.

**해부** 대퇴직근, 대퇴근막장근, 〈근지〉 대퇴신경, 상전신경, 〈피지〉 외측대퇴피신경,
　　　[혈관] 외측대퇴회선동맥

**임상** 요통, 외측대퇴신경통, 고관절염, 중풍, 하지마비 등

**용어풀이** ▶ '비'는 허벅지, 허벅지의 뼈, '관'은 관절을 의미한다. 허벅지의 관절부(고관절)에 있는 경혈을 의미한다.

## ST32 복토

**짚는 방법** ▶ 슬개골저외단과 비관을 연결하는 선을 3등분하여 슬개골저외단에서 약 1/3(위쪽으로 6촌), 대퇴직근의 외연에 짚는다.

**해부** 대퇴직근, 외측광근, 〈근지〉 대퇴신경, 〈피지〉 외측대퇴피신경, 대퇴신경(전피지),
　　　[혈관] 외측대퇴회선동맥

**임상** 각기, 하지의 신경통과 마비 등

**용어풀이** ▶ '복'은 엎드리다, 숨다, '토'는 토끼를 의미하고, 정확하면 대퇴사두근이 솟아오르며, 토끼가 엎드린 형태로 융기하는 부분에 있는 경혈을 의미한다.

## ST33 음시

**짚는 방법** ▶ 슬개골저외단에서 위쪽으로 3촌, 대퇴직근건의 외연에 짚는다.

**해부** 대퇴직근, 외측광근, 〈근지〉 대퇴신경, 〈피지〉 외측대퇴피신경, 대퇴신경(전피지),
　　　[혈관] 외측대퇴회선동맥

**임상** 냉감(하복부·요부·하지) 무릎 통증, 하복통 등

**용어풀이** ▶ '음'은 음지, 음경, '시'는 시장을 의미한다. 음기가 모이는 곳에 있는 경혈을 의미한다.

## ST34 양구

**짚는 방법** ▶ 슬개골저외단에서 위쪽으로 2촌, 외측광근과 대퇴직근 사이에 짚는다.

**해부** 대퇴직근, 외측광근, 〈근지〉 대퇴신경, 〈피지〉 외측대퇴피신경, 대퇴신경(전피지), 외측대퇴회선동맥

**임상** 위경련, 복통 등의 급성위질환, 설사, 슬관절염이나 류머티즘 관절염, 요통, 좌골신경통 등

**용어풀이** ▶ '양'은 침, 중요, '구'는 솟아오르고, 조금 높은 곳을 의미한다. 이 부분이 융기하여 위경에 중요한 경혈을 의미한다.

## ST35 독비

**짚는 방법** ▶ 무릎을 가볍게 구부려 슬개골 외측 아래쪽에 생기는 움푹 패인 곳에 짚는다.

**해부** 슬개인대, 〈피지〉 대퇴신경(전피지), 외측비복피신경, 복재신경의 가지(슬개하지),
　　　[혈관] 외측하슬동맥

**임상** 슬관절염이나 류머티즘 관절염, 수종, 각기 등

**용어풀이** ▶ '독'은 송아지, 오목, '비'는 코를 의미하고, 무릎을 얼굴이라고 가정하면, 슬개인대가 코가 되고 그 양쪽의 움푹 패인 곳이 눈으로 보인다. 코 끝에 있는 경혈을 의미한다.

# 족삼리 · 상거허 · 조구 · 하거허 · 풍륭

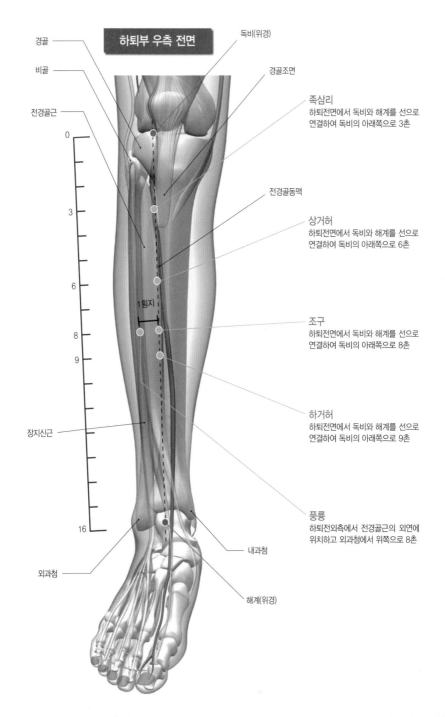

**하퇴부 우측 전면**

경골

비골

전경골근

독비(위경)

경골조면

**족삼리**
하퇴전면에서 독비와 해계를 선으로
연결하여 독비의 아래쪽으로 3촌

전경골동맥

**상거허**
하퇴전면에서 독비와 해계를 선으로
연결하여 독비의 아래쪽으로 6촌

**조구**
하퇴전면에서 독비와 해계를 선으로
연결하여 독비의 아래쪽으로 8촌

**하거허**
하퇴전면에서 독비와 해계를 선으로
연결하여 독비의 아래쪽으로 9촌

**풍륭**
하퇴전외측에서 전경골근의 외연에
위치하고 외과첨에서 위쪽으로 8촌

1횡지

장지신근

외과첨

내과첨

해계(위경)

0

3

6

8

9

16

## ST36 족삼리

**짚는 방법** 독비(위경)에서 아래쪽으로 3촌, 비골두의 바로 아래와 경골 조면하단과의 중간점, 전경골근 안에 짚는다.

**해부** 전경골근, 〈근지〉 심비골신경, 〈피지〉 외측비복피신경, [혈관] 전경골동맥

**임상** 위질환(위경련, 위염, 위무력증, 위하수 등), 소화기질환, 하지의 신경통 및 마비(좌골신경통, 비골신경통, 비골신경마비 등), 류머티즘 관절염 등

**용어풀이** '삼'은 3번째, 어울리다. 양수의 시작. '리'는 거리, 숙소를 의미한다. 발에 양병의 초기증상이 깃든 경혈로 양병에 이용한다는 의미이다.

## ST37 상거허

**짚는 방법** 족삼리에서 아래쪽으로 6촌에 짚는다.

**해부** 전경골근, 〈근지〉 심비골신경, 〈피지〉 외측비복피신경, [혈관] 전경골동맥

**임상** 대장질환(대장염, 변비 등), 비골신경통, 각기 등

**용어풀이** '상'은 위, '거'는 빈번함, 중요, '허'는 움푹 들어간 곳, 약하다를 의미한다. 하퇴부의 경골과 비골 사이의 큰 틈에서 위쪽에 있는 경혈을 의미한다.

## ST38 조구

**짚는 방법** 족삼리에서 아래쪽으로 5촌, 독비와 해계와의 중점, 전경골근 안에 짚는다.

**해부** 전경골근, 〈근지〉 심비골신경, 〈피지〉 외측비복피신경, [혈관] 전경골동맥

**임상** 각기, 비골신경마비, 위장허약 등

**용어풀이** '조'는 분기, 힘줄, '구'는 출입구를 의미한다. 경락의 분지가 출입하는 곳에 있는 경혈을 의미한다.

## ST39 하거허

**짚는 방법** 족삼리에서 아래쪽으로 6촌, 전경골근 안에 짚는다.

**해부** 전경골근, 〈근지〉 심비골신경, 〈피지〉 외측비복피신경, [혈관] 전경골동맥

**임상** 소장질환(소화불량 등), 각기, 하지마비, 유방질환 등

**용어풀이** 하퇴부의 경골과 비골 사이의 큰 틈에서 아래쪽에 있는 경혈을 의미한다.

## ST40 풍륭

**짚는 방법** 조구에서 가쪽으로 1횡지(중지), 전경골근의 외연에 짚는다.

**해부** 전경골근, 장지신근, 〈근지〉 심비골신경, 〈피지〉 외측비복피신경, [혈관] 전경골동맥

**임상** 변비, 간장병 등의 소화기질환, 두통, 간질, 신경쇠약, 히스테리 등의 기능적 질환, 하지의 신경통이나 마비, 경련 등

**용어풀이** '풍'은 크다, 풍요로움, '륭'은 성하다, 흥기하다, 솟아 오르다라는 의미가 있다. 하퇴 전면에서 가장 높이 융기해 있는 곳에 있는 경혈을 의미한다.

# 해계 · 충양 · 함곡 · 내정 · 여태

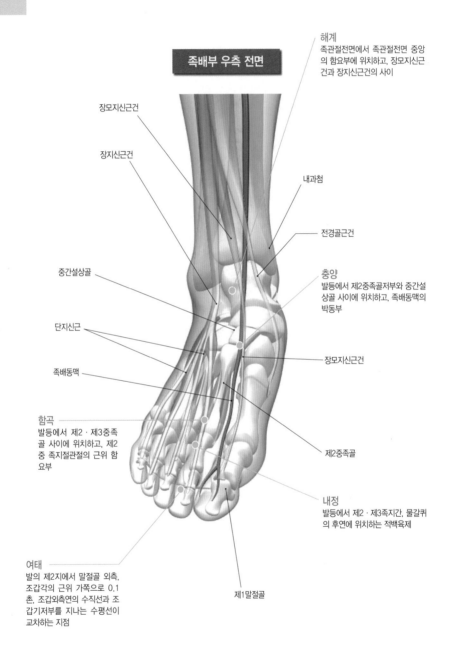

족배부 우측 전면

**해계**
족관절전면에서 족관절전면 중앙
의 함요부에 위치하고, 장모지신근
건과 장지신근건의 사이

장모지신근건

장지신근건

내과첨

전경골근건

**충양**
발등에서 제2중족골저부와 중간설
상골 사이에 위치하고, 족배동맥의
박동부

중간설상골

장모지신근건

단지신근

족배동맥

**함곡**
발등에서 제2·제3중족
골 사이에 위치하고, 제2
중 족지절관절의 근위 함
요부

제2중족골

**내정**
발등에서 제2·제3족지간, 물갈퀴
의 후연에 위치하는 적백육제

**여태**
발의 제2지에서 말절골 외측,
조갑각의 근위 가쪽으로 0.1
촌, 조갑외측연의 수직선과 조
갑기저부를 지나는 수평선이
교차하는 지점

제1말절골

## ST41 해계

**짚는 방법** ▶ 족관절을 등쪽으로 구부리면 3개의 힘줄(내측에서 전경골근, 장모지신근, 장지신근의 힘줄)이 나온다. 장모지신근, 장지신근의 힘줄 사이에 짚는다.

**해부**　장모지신근(건), 장지신근(건), 〈근지〉 심비골신경, 〈피지〉 천비골신경의 피지(내측족배피신경), [혈관] 전경골동맥

**임상**　족관절염이나 류머티즘 관절염, 염좌, 요통, 복부 팽창, 변비, 두통, 눈과 안면의 충혈, 붉은기 등

**용어풀이** ▶ '해'는 풀다, 나누다, '계'는 계곡, 천을 의미한다. 하퇴부과 족부의 경계(족관절부)에 있어서 골짜기처럼 들어간 곳에 있는 경혈을 의미한다.

## ST42 충양

**짚는 방법** ▶ 제2중족골저와 중간설상골 사이로, 족배동맥박동부에 짚는다.

**해부**　장지신근(건), 단모지신근(건), 〈근지〉 심비골신경, 〈피지〉 천비골신경의 피지(내측족배피신경), [혈관] 족배동맥

**임상**　구토, 식욕부진, 복부팽만, 족관절염이나 류머티즘 관절염, 염좌, 치아질환 등

**용어풀이** ▶ '충'은 찌르다, 박동부, 움직이다. '양'은 양명위경을 의미한다. 발등에서 맥박을 느끼는 장소에 있는 경혈을 의미한다.

## ST43 함곡

**짚는 방법** ▶ 제2중앙지절관절의 후외측함요부에 짚는다.

**해부**　장지신근(건), 단지신근(건), 〈근지〉 심비골신경, 〈피지〉 천비골신경의 피지(내측족배피신경), [혈관] 제2배측중족동맥

**임상**　족배수종, 족저통 등

**용어풀이** ▶ '함'은 움푹 들어간 곳, '곡'은 계곡, 산간의 골짜기를 의미한다. 중족골간의 주름이 있는 경혈을 의미한다.

## ST44 내정

**짚는 방법** ▶ 제2 · 제3중족지절관절 사이의 함요부에 짚는다.

**해부**　단지신근(건), 제2배측골간근(건), 〈근지〉 심비골신경, 외측족저신경, 〈피지〉 천비골신경의 피지(내측족배피신경), [혈관] 배측지동맥

**임상**　식중독, 상치통, 손발의 냉기 등

**용어풀이** ▶ '내'는 내측, '정'은 정원, 공터 등 넓은 장소를 의미한다. 안뜰, 발의 제2지와 제3지의 내측(사이)에서 벌리면 마당처럼 넓어진 곳에 있는 경혈을 의미한다.

## ST45 여태

**짚는 방법** ▶ 발의 제2지조근부에 그은 선과 외측단에 그은 선과의 교차점에 짚는다.

**해부**　〈피지〉 천비골신경의 피지(내측족배피신경), [혈관] 배측지동맥

**임상**　편도염, 노이로제 등

**용어풀이** ▶ '여'는 심하다, 날카롭다. '태'는 작은 구멍, 연못을 의미한다. 물이 모이는 곳을 말하며 족양명위경의 말단에 있는 경혈을 의미한다.

# 4 족태음비경

위경의 맥기를 받아 발의 모지내측단(은백혈)에서 일어나 발의 내측을 올라 다시 경골의 내측을 올라가서 대퇴내측을 거쳐 복부로 들어가 중극혈 관원 혈 하완혈에 공유하여 중완혈로 내려가 비에 귀속한다. 이어 위를 두른 뒤 가로막(횡격막)을 관통해 흉중에 들어가 심장에 이른다. 다른 가지는 가로막 을 관통한 후 인두에 올라가 혀까지 간다.

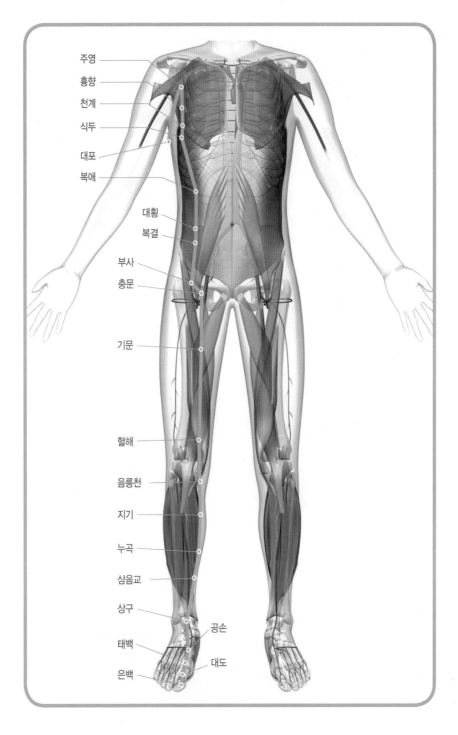

주영
흉향
천계
식두
대포
복애

대횡
복결

부사
충문

기문

혈해

음릉천

지기

누곡

삼음교

상구

공손

태백

대도

은백

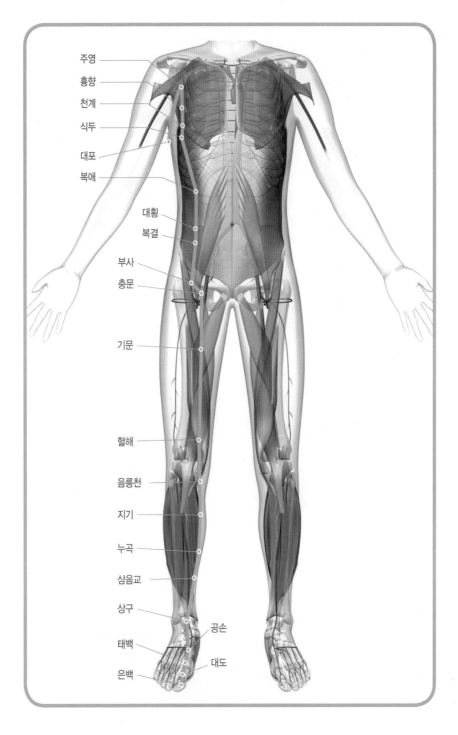

# 은백 · 대도 · 태백 · 공손 · 상구

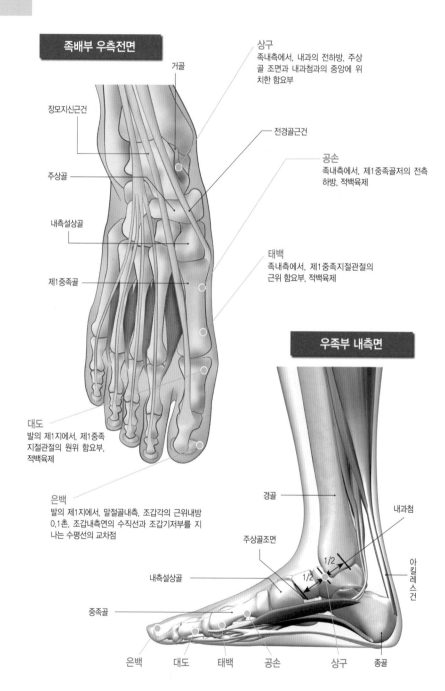

**족배부 우측전면**

거골

장모지신근건

주상골

내측설상골

제1중족골

**상구**
족내측에서, 내과의 전하방, 주상
골 조면과 내과첨과의 중앙에 위
치한 함요부

전경골근건

**공손**
족내측에서, 제1중족골저의 전측
하방, 적백육제

**태백**
족내측에서, 제1중족지절관절의
근위 함요부, 적백육제

**우족부 내측면**

경골

내과첨

주상골조면

내측설상골

1/2

1/2

아킬레스건

중족골

**대도**
발의 제1지에서, 제1중족
지절관절의 원위 함요부,
적백육제

**은백**
발의 제1지에서, 말절골내측, 조갑각의 근위내방
0.1촌, 조갑내측연의 수직선과 조갑기저부를 지
나는 수평선의 교차점

은백  대도  태백  공손  상구  종골

## SP1 은백

**짚는 방법** ▶ 발의 제1지, 제1지 조근부에 그은 선과 내측연을 지나는 선과의 교차점에 짚는다.

**해부** 〈피지〉 천비골신경의 피지(내측족배피신경), [혈관] 배측지동맥

**임상** 급성장염, 월경과다, 소아의 만성경련 상태 등

**용어풀이** ▶ '은'은 숨다(발의 내측), '백'은 흰색, 백육(족저의 피부색)의 의미이다. 발의 내측으로 백육의 경혈을 의미한다.

## SP2 대도

**짚는 방법** ▶ 제1중족지절관절의 내측을 만졌을 때, 전부에 닿는 함요부, 발 안팎의 경계에 짚는다.

**해부** 〈피지〉 천비골신경의 피지(내측족배피신경), [혈관] 내측족저동맥

**임상** 복부팽창, 구토, 위경련, 손발 냉기 등

**용어풀이** ▶ '대'는 중요, 소중, '도'는 도시, 사람이 많이 모이는 곳이라는 의미이다. 맥기가 풍부하게 흐르는 중요한 경혈을 의미한다.

## SP3 태백

**짚는 방법** ▶ 제1중족골의 내측연을 발 끝쪽으로 쓸어가면 손가락이 멈추는 부위, 발 안팎의 경계에 짚는다.

**해부** 모지외전근(건), 〈근지〉 내측족저신경, 〈피지〉 천비골신경의 피지(내측족배피신경), [혈관] 내측족저동맥의 천지

**임상** 복통, 구토, 변비, 소화불량 등의 소화기질환, 신경쇠약, 히스테리, 불면증, 발의 모지마비 등

**용어풀이** ▶ '태'는 중요, 소중, '백'은 오장색체표의 오색에서 폐에 속한다. 비경 속에서 폐질환의 반응이 나타나는 중요한 경혈을 의미한다.

## SP4 공손

**짚는 방법** ▶ 태백에서 제1중족골의 내측연을 따라 뒤쪽으로 이동하면 손가락이 멈추는 부위, 발 안팎의 경계에 짚는다.

**해부** 모지외전근(건), 단모지굴근, 〈근지〉 내측족저신경, 〈피지〉 복재신경, [혈관] 내측족저동맥

**임상** 위통, 구토, 식욕부진, 장출혈, 소화불량, 탈항, 두통, 족저통, 발의 모지마비 등

**용어풀이** ▶ '공'은 공공, '손'은 계속하다, 따르다의 의미이다. 비장의 대락(대포혈)에 이은 비장의 낙혈에 해당하는 중요한 경혈을 의미한다.

## SP5 상구

**짚는 방법** ▶ 내과전연을 지나는 수직선과 내과하연을 지나는 수평선과의 교차하는 지점을 짚는다.

**해부** 〈피지〉 복재신경, [혈관] 전내과동맥

**임상** 족관절염이나 류머티즘 관절염, 염좌, 심장병, 위무력증, 위하수, 부인병 등

**용어풀이** ▶ '상'은 내리다, 오장색체표의 오음에서 폐에 해당하고, '구'는 언덕, 융기한 곳의 의미로 안쪽 복사뼈를 가리키며 내과를 내린 곳에 있는 경혈을 의미한다. 또한 비경 중에서 폐와 관계된 경혈을 의미한다.

# 삼음교 · 누곡 · 지기 · 음릉천 · 혈해

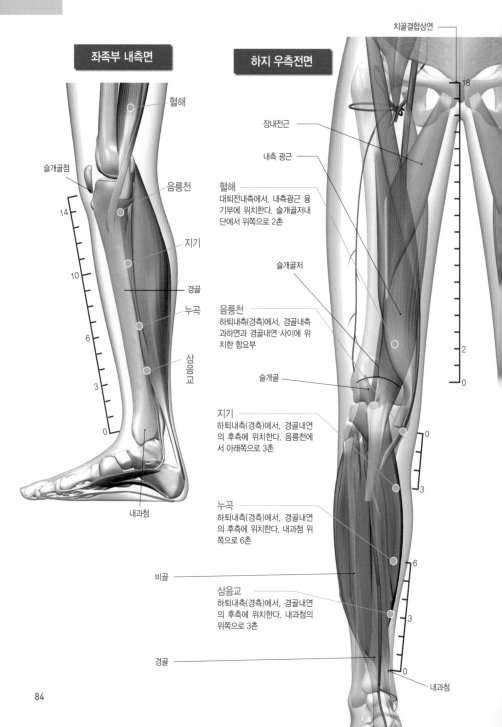

**좌족부 내측면**

혈해

슬개골첨

음릉천

14

지기

10

경골

누곡

6

삼음교

3

0

내과첨

**하지 우측전면**

치골결합상연

18

장내전근

내측 광근

**혈해**
대퇴전내측에서, 내측광근 융기부에 위치한다. 슬개골저내단에서 위쪽으로 2촌

슬개골저

**음릉천**
하퇴내측(경측)에서, 경골내과하연과 경골내연 사이에 위치한 함요부

슬개골

**지기**
하퇴내측(경측)에서, 경골내연의 후측에 위치한다. 음릉천에서 아래쪽으로 3촌

**누곡**
하퇴내측(경측)에서, 경골내연의 후측에 위치한다. 내과첨 위쪽으로 6촌

비골

**삼음교**
하퇴내측(경측)에서, 경골내연의 후측에 위치한다. 내과첨의 위쪽으로 3촌

경골

2

0

0

3

6

3

0

내과첨

## SP6 삼음교

**짚는 방법** 내과첨에서 위쪽으로 3촌, 경골의 내측연과 후경골근 사이에 짚는다.

**해부** 후경골근, 장지굴근, 〈근지〉 경골신경, 〈피지〉 복재신경, [혈관] 후경골동맥

**임상** 부인병(월경불순, 월경곤란증, 자궁내막증, 갱년기장애 등), 비뇨기질환(신장염, 방광염, 요도염, 야뇨증), 위장질환(만성위염, 식욕부진, 소화불량, 복부팽만감, 장신경통, 장뇌명, 설사), 하지의 냉기, 각기 등

**용어풀이** 3개의 음경(태음비경, 소음신경, 궐음간경)이 만나는 곳에 있는 경혈을 의미한다.

## SP7 누곡

**짚는 방법** 내과첨과 음릉천을 잇는 선의 거의 중점으로, 경골의 내측연과 넙치근 사이에 짚는다.

**해부** 후경골근, 장지굴근, 〈근지〉 경골신경, 〈피지〉 복재신경, [혈관] 후경골동맥

**임상** 장뇌명, 복부팽만감, 소화불량, 히스테리 등

**용어풀이** '누'는 구멍, 틈, '곡'은 움푹 들어간 곳, 뼈와 살의 틈새로 경맥의 맥기가 골짜기 강물처럼 흐르는 골육 사이에 있는 경혈을 의미한다.

## SP8 지기

**짚는 방법** 내과첨과 슬개골첨을 잇는 선을 3등분하여, 내과첨에서 2/3 높이에 짚는다.

**해부** 넙치근, 비복근, 〈근지〉 경골신경, 〈피지〉 복재신경, [혈관] 후경골동맥

**임상** 당뇨병, 급성위경련, 소화불량, 각기, 대퇴신경통, 하지마비, 하퇴수종, 무릎관절염, 류머티즘 관절염 등

**용어풀이** '지'는 토지, 오행에서는 비장에 속하고, '기'는 중요, 도구, 주요한 곳 등의 의미이다. 비장에 관계되는 중요한 경혈을 의미한다.

## SP9 음릉천

**짚는 방법** 경골내측연을 손가락 끝으로 쓸어올려, 손가락이 멈추는 곳에 짚는다.

**해부** 비복근, 반건양근(건), 〈근지〉 경골신경, 〈피지〉 복재신경, [혈관] 내측하슬동맥, 하행슬동맥

**임상** 위장경련, 복냉 등 소화기질환, 부인병(갱년기 장애), 고혈압, 무릎관절염, 류머티즘 관절염, 각기, 유뇨, 요폐 등

**용어풀이** '음'은 안쪽, '릉'은 언덕과 같은 솟아오른 곳, '천'은 샘, 솟는 곳을 의미한다. 슬관절 하의 내측부의 솟아오른 경맥의 맥기가 솟아오른 곳에 있는 경혈을 의미한다.

## SP10 혈해

**짚는 방법** 슬개골저내측단에서 상방 2촌으로 내측광근의 융기부에 짚는다.

**해부** 내측광근, 〈근지〉 대퇴신경, 〈피지〉 대퇴신경(전피지), [혈관] 하행슬동맥

**임상** 부인병(자궁출혈, 자궁내막염, 월경불순 등), 무릎관절염, 류머티즘 관절염 관절 등

**용어풀이** '혈'은 혈액, 혈의 길, '해'는 넓고 큰, 대량으로 모이는 장소를 의미한다. 혈이 대량으로 모이는 곳에 있는 경혈을 의미한다.

# 기문·충문·부사·복결·대횡

**대횡**
윗배, 배꼽 중심에서 가쪽으로 4촌

**복결**
아랫배, 배꼽 중심에서 아래쪽으로
1.3촌, 전정중선에서 가쪽으로 4촌

**부사**
아랫배, 배꼽 중심에서 아래쪽으로
4.3촌, 전정중선에서 가쪽으로 4촌

**충문**
서혜부(inguinal region)에서 서혜
부 주름(inguinal crease)에 위치
한다. 대퇴동맥박동부의 가쪽

**기문**
대퇴내측에서, 슬개골저내단과 충
문을 잇는 선상, 충문에서 3분의
1, 봉공근과 장내전근의 중간에 위
치하는 대퇴동맥박동부

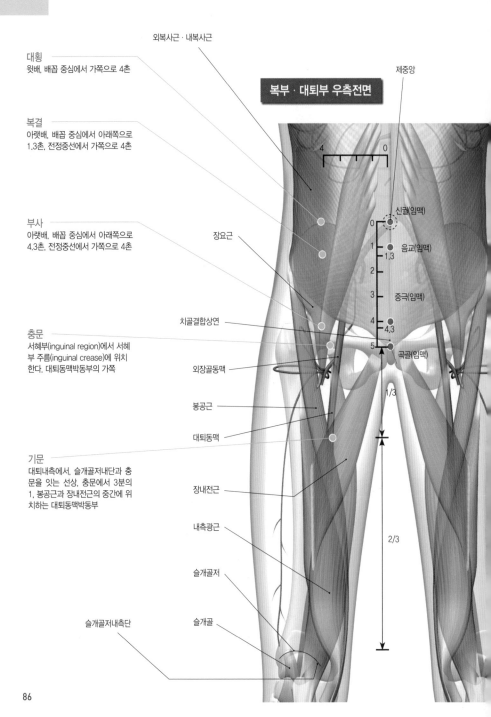

외복사근 · 내복사근

제중앙

복부 · 대퇴부 우측전면

장요근

치골결합상연

외장골동맥

봉공근

대퇴동맥

장내전근

내측광근

슬개골저

슬개골

슬개골저내측단

신궐(임맥)

음교(임맥)

중극(임맥)

곡골(임맥)

## SP11 기문

**짚는 방법** 슬개골저의 내측단과 충문을 잇는 선을 3등분하여 충문에서 1/3 지점, 대퇴의 거의 중앙부, 대퇴동맥박동부에 짚는다.

**해부** 봉공근, 장내전근, 〈근지〉 대퇴신경, 폐쇄신경, 〈피지〉 대퇴신경(전피지), [혈관] 대퇴동맥
**임상** 대퇴신경통, 생식기질환 등

**용어풀이** '기'는 곡식에서 티와 껍질을 가려내기 위한 농구인 키를 뜻하고, '문'은 기혈이나 사기가 드나드는 곳을 의미한다. 경맥에 섞여있는 불순한 맥기를 나누게 하는 경혈을 의미한다.

## SP12 충문

**짚는 방법** 곡골(임맥)의 가쪽에서, 부사의 내하방, 서혜부의 대퇴동맥박동부의 외방에 짚는다.

**해부** 장요근, 〈근지〉 대퇴신경, 〈피지〉 장골하복신경, 장골서경신경, 음부대퇴신경, [혈관] 대퇴동맥
**임상** 대퇴신경통, 정삭신경통, 음낭 탈장, 위경련, 자궁경련, 자궁위치이상으로 발생하는 통증, 고환염 등

**용어풀이** '충'은 밀어올리다, 박동부, '문'은 입구를 의미한다. 동맥의 박동부에 있고, 체내에 있는 에너지의 흐름이 복부를 향해 흐르는 문호(출입구)에 해당하는 곳에 있는 경혈을 의미한다.

## SP13 부사

**짚는 방법** 중극(임맥)에서 가쪽으로 4촌 거의 아래쪽에 짚는다.
※비경의 부사에서 복애까지의 경혈은 전정중선외방 4촌으로 한다.

**해부** 외복사근, 내복사근, 〈근지〉 늑간신경, 장골하복신경, 장골서경신경, 〈피지〉 장골하복신경, [혈관] 천복벽동맥
**임상** 변비, 장경련 등

**용어풀이** '부'는 사람이나 물건이 모이는 곳, '사'는 머물다의 의미이다. 비경의 맥기가 모이고 장·비경·위 등과 관련된 경혈을 의미한다.

## SP14 복결

**짚는 방법** 음교(임맥)에서 가쪽으로 4촌 거의 아래쪽에 짚는다.

**해부** 외복사근, 내복사근, 〈근지〉 늑간신경, 장골하복신경, 장골서경신경, 〈피지〉 장골하복신경, [혈관] 천복벽동맥, 하복벽동맥
**임상** 장질환(변비, 설사, 측면복통), 황달, 장골하복신경통 등

**용어풀이** '복'은 배, '결'은 맺음, 덩어리의 의미이다. 복부질환의 경우 복부에 혹이 생겼을 때 사용하는 경혈을 의미한다.

## SP15 대횡

**짚는 방법** 신궐(임맥)에서 가쪽으로 4촌에 짚는다.

**해부** 외복사근, 내복사근, 〈근지〉 늑간신경, 장골사복신경, 장골서경신경, 〈피지〉 장골하복신경, [혈관] 천복벽동맥, 하복벽동맥
**임상** 변비, 설사, 감기 등

**용어풀이** '대'는 중요, 소중, '횡'은 배꼽의 횡을 의미한다. 배꼽 주변에 있는 중요한 경혈을 의미한다.

# 복애 · 식두 · 천계 · 흉향 · 주영 · 대포

천계
전흉부 제4늑간에 위치하고 전정
중선에서 가쪽으로 6촌

흉향
전흉부 제3늑간에 위치하
고 전정중선에서 가쪽으로
6촌

주영
전흉부 제2늑간에 위치하고 전정
중선에서 가쪽으로 6촌

전정중선

소흉근

오구돌기

흉부 전면

식두
전흉부 제5늑간에 위치
하고 전정중선에서 가
쪽으로 6촌

6    4    2    0

자궁(임맥)

제2늑골

옥당(임맥)

제3늑골

단중(임맥)

제4늑골

중정(임맥)

제5늑골

건리(임맥)

검상돌기

대흉근

대포
측흉부 제6늑간에 위치하
고 중액와선상

주영

흉향

천계

식두

대포

중액와선

복애
윗배, 배꼽 중심에서 위쪽으로 3
촌, 전정중선에서 가쪽으로 4촌

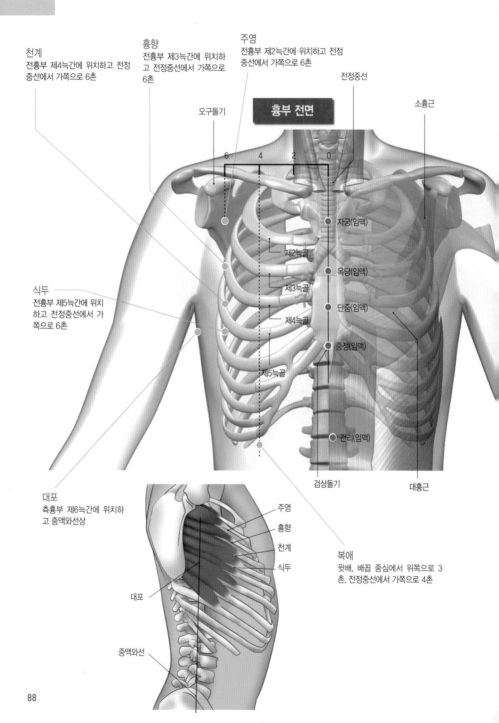

## SP16 복애

**짚는 방법** 건리(임맥)에서 가쪽으로 4촌에 짚는다.

**해부** 외복사근, 내복사근, 〈근지〉 늑간신경, 장골하복신경, 장골서경신경, 〈피지〉 늑간신경, [혈관] 하복벽동맥, 천보벽동맥

**임상** 급성위염, 위경련, 소화불량, 장염, 간질환, 담석 등

## SP17 식두

**짚는 방법** 중정(임맥)에서 제5늑간 중, 전정중선에서 가쪽으로 6촌에 짚는다.

**해부** 대흉근, 〈근지〉 내측 · 외측 흉근신경, 〈피지〉 늑간신경, [혈관] 흉견봉동맥, 외측흉동맥

**임상** 늑간신경통 등

**용어풀이** '식'은 먹는 것, 배를 기르는 것, '두'는 도랑, 물이 지나가는 도랑 등의 의미이다. 음식물이 지나는 곳으로 배를 기르는 경혈을 의미한다.

## SP18 천계

**짚는 방법** 단중(임맥)에서 제4늑간 중, 전정중선에서 가쪽으로 6촌에 짚는다.

**해부** 대흉근, 〈근지〉 내측 · 외측흉근신경, 〈피지〉 늑간신경, [혈관] 흉견봉동맥, 외측흉동맥

**임상** 늑간신견통 등

**용어풀이** '천'은 하늘, 상반신, '계'는 계곡, 늑간을 의미한다. 늑간부에 있어 심장이나 폐와 관련된 경혈을 의미한다.

## SP19 흉향

**짚는 방법** 옥당(임맥)에서 제3늑간 중, 전정중선에서 가쪽으로 6촌에 짚는다.

**해부** 대흉근, 〈근지〉 내측 · 외측흉근신경, 〈피지〉 늑간신경, [혈관] 흉견봉동맥, 외측흉동맥

**임상** 늑간신경통 등

**용어풀이** '흉'은 가슴, '향'은 고향, 창문을 의미한다. 흉부의 창으로 흉부질환과 관련된 경맥이 모이는 곳에 있는 경혈을 의미한다.

## SP20 주영

**짚는 방법** 자궁(임맥)에서 제2늑간 중, 전정중선에서 가쪽으로 6촌에 짚는다.

**해부** 대흉근, 〈근지〉 내측 · 외측흉근신경, 〈피지〉 늑간신경, [혈관] 흉견봉동맥, 외측흉동맥
※ 중부(폐경)의 아래쪽에 해당한다.

**임상** 늑간신경통 등

**용어풀이** '주'는 돌다, '영'은 성행하다는 의미이다. 비경의 맥기가 왕성하게 돌고 있는 경혈을 의미한다.

## SP21 대포

**짚는 방법** 상완을 외전시켜 중액와선과 제6늑간이 만나는 지점에 짚는다.

**해부** 전거근, 외복사근, 〈근지〉 장흉신경, 늑간신경, 장골하복신경, 〈피지〉 늑간신경, [혈관] 흉배동맥, 늑간동맥

**임상** 늑간신경통 등

**용어풀이** '대'는 중요, '포'는 싸다, 돌다 등의 의미이다. 비경의 낙관과 관련되어 더 크게 감싸는 중요한 경혈을 의미한다.

# 5 수소음심경

비경의 맥기를 받아 심장 속에서 일어나는 대동맥 등을 돌고, 복부에 내려와 소장을 거친다. 다른 가지는 대동맥에서 경부를 지나 인두부를 거쳐 안구심부까지 도달한다. 본간은 심장에서 나와 폐를 둘러싸고 액화부를 지나 상완 전내측에서 전완전내측을 거쳐 소지외측단에 이른다.

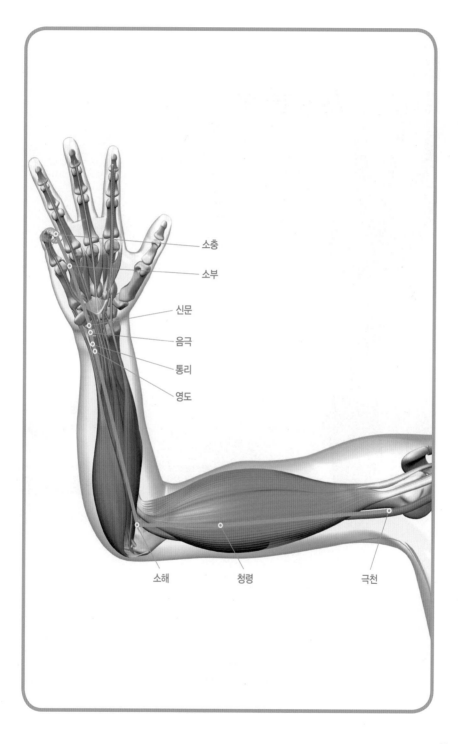

소충

소부

신문

음극

통리

영도

소해 청령 극천

# 극천 · 청령 · 소해 · 영도 · 통리

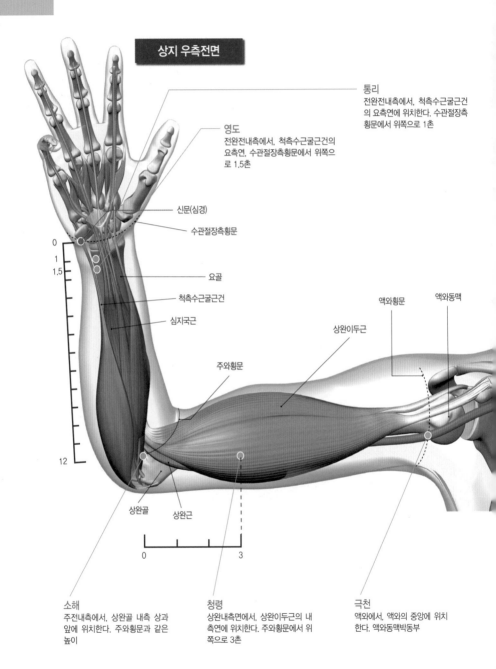

상지 우측전면

**통리**
전완전내측에서, 척측수근굴근건
의 요측연에 위치한다. 수관절장측
횡문에서 위쪽으로 1촌

**영도**
전완전내측에서, 척측수근굴근건의
요측연, 수관절장측횡문에서 위쪽으
로 1.5촌

신문(심경)

수관절장측횡문

요골

척측수근굴근건

심지굴근

상완이두근

액와횡문    액와동맥

주와횡문

상완골    상완근

소해    청령    극천

**소해**
주전내측에서, 상완골 내측 상과
앞에 위치한다. 주와횡문과 같은
높이

**청령**
상완내측면에서, 상완이두근의 내
측연에 위치한다. 주와횡문에서 위
쪽으로 3촌

**극천**
액와에서, 액와의 중앙에 위치한
다. 액와동맥박동부

## HT1 극천

**짚는 방법** 액와의 중앙, 액모 중, 액와동맥박동부에 짚는다.

**해부** 〈피지〉 늑간신경, 내측상완피신경, 늑간상완신경, [혈관] 액와동맥

**임상** 암내(액취), 늑간신경통, 심장병 등

**용어풀이** '극'은 지극히, 최상 또는 최종. '천'은 샘. 물이 솟아나는 것을 의미한다. 심경의 가장 상위에 있고 경맥이 흘러나오는 곳에 있는 경혈을 의미한다.

## HT2 청령

**짚는 방법** 소해에서 극천을 잇는 선을 3등분하여, 소해에서 1/3의 지점, 상완이두근의 내측연에 짚는다.

**해부** 상완이두근, 상완근, 〈근지〉 근피신경, 〈피지〉 내측상완피신경, [혈관] 상완동맥

**임상** 간염으로 인한 안과질환, 전두신경통, 늑간신경통, 척골신경통, 오십견 등

**용어풀이** '청'은 오장색체표의 오색에서 간에 속하며, '령'은 심장을 가리키고, 간장이나 심장과 밀접한 관련이 있는 경혈을 의미한다.

## HT3 소해

**짚는 방법** 주관절을 구부려 상완골내측상과와 주와횡문 내측단과의 중점에 짚는다.

**해부** 원회내근, 척측수근굴근, 〈근지〉 정중신경, 척골신경, 〈피지〉 내측전완피신경, [혈관] 하척측측부동맥(상완동맥의 가지)

**임상** 이명, 눈의 충혈, 두통, 어지럼증, 코의 충혈, 치통, 목걸림, 류머티즘 관절염, 척골신경통, 심장병 등

**용어풀이** '소'는 적다. 소음. '해'는 바다. 기혈이 모이는 곳이라는 의미이다. 처음에는 소량이던 기혈이 점차 양을 늘려가서, 여기서 바다에 쏟아부을 정도로 되어 있는 곳에 있는 경혈을 의미한다.

## HT4 영도

**짚는 방법** 신문(심경)에서 소해쪽 위쪽으로 1.5촌, 척골두상연과 같은 높이, 척측수근굴근건의 요측에 짚는다.

**해부** 척측수근굴근(건), 천지굴근, 심지굴근, 〈근지〉 척골신경, 정중신경, 〈피지〉 내측전완피신경, [혈관] 척골동맥

**임상** 심장질환, 히스테리, 인후종통, 편도염, 척골신경통 및 마비, 류머티즘 관절염 등

**용어풀이** '영'은 영혼, 심장을 가리키고, '도'는 길을 의미한다. 심장으로 통하는 길이라는 의미이다.

## HT5 통리

**짚는 방법** 신문에서 소해쪽 위쪽으로 1촌이고, 척측수근굴근건의 요측에 짚는다.

**해부** 척측수근굴근(건), 심지굴근, 〈근지〉 척골신경, 정중신경, 〈피지〉 내측전와피신경, [혈관] 척골동맥

**임상** 심장질환, 히스테리, 인후종통, 편도염, 척골신경통 및 마비, 류머티즘 관절염 등

**용어풀이** '통'은 통한다, '리'는 심장을 의미한다. 심장에 통하는 곳에 있는 경혈을 의미한다.

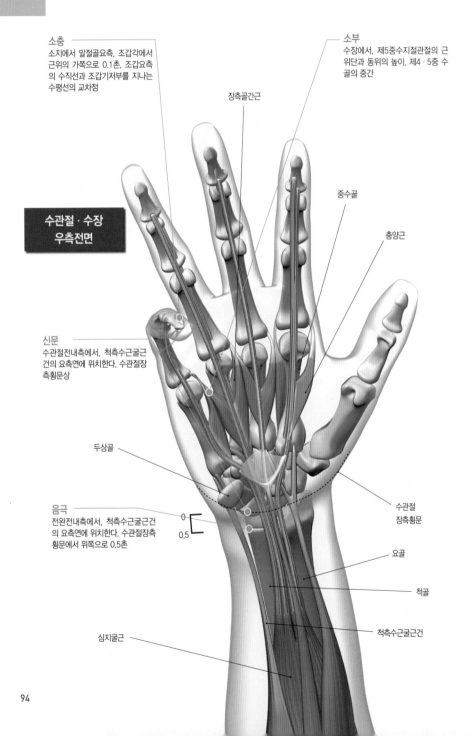

# 음극 · 신문 · 소부 · 소충

**소충**
소지에서 말절골요측, 조갑각에서
근위의 가쪽으로 0.1촌, 조갑요측
의 수직선과 조갑기저부를 지나는
수평선의 교차점

**소부**
수장에서, 제5중수지절관절의 근
위단과 동위의 높이, 제4 · 5중 수
골의 중간

장측골간근

중수골

충양근

**수관절 · 수장
우측전면**

**신문**
수관절전내측에서, 척측수근굴근
건의 요측연에 위치한다. 수관절장
측횡문상

두상골

**음극**
전완전내측에서, 척측수근굴근건
의 요측연에 위치한다. 수관절장측
횡문에서 위쪽으로 0.5촌

0
0.5

수관절
장측횡문

요골

척골

척측수근굴근건

심지굴근

## HT6 음극

**짚는 방법** ▶ 신문에서 소해쪽 위쪽으로 0.5촌으로 척골두하연과 동위의 높이, 척측수근굴근건의 요측에 짚는다.

**해부** 척측수근굴근(건), 〈근지〉 척골신경, 〈피지〉 내측전완피신경, [혈관] 척골동맥
**임상** 협심증, 심계항진증 등의 심장의 급성증상, 비혈, 위출혈, 히스테리, 인후종통, 편도염, 척골신경통 및 마비, 류머티즘 관절염 등

**용어풀이** ▶ '음'은 손바닥 쪽의 소음경, '극'은 틈새, 급성증상을 가리키고, 심경의 급성증상을 치료하는 경혈을 의미한다.

## HT7 신문

**짚는 방법** ▶ 수관절전면횡문상, 두상골상연의 요측에 있는 함요부, 척측수근굴근건의 요측에 짚는다.

**해부** 척측수근굴근(건), 〈근지〉 척골신경, 〈피지〉 내측전완피신경, 척골신경(장피지), [혈관] 척골동맥
**임상** 협심증, 정신병, 신경쇠약, 히스테리, 변비, 척골신경통 또는 마비, 수관절염 또는 류머티즘 관절염, 정신적 원인에 의한 증상(위장병, 토혈, 각혈, 천식, 호흡곤란, 산후 출혈) 등

**용어풀이** ▶ '신'은 오장색체표의 오정에서 심에 속하고, '문'은 생기, 사기의 출입구를 의미하며 심기의 출입구에 있는 경혈을 의미한다.

## HT8 소부

**짚는 방법** ▶ 수장에서, 제4·제5중수골간, 주먹을 쥐었을 때 소지두가 손바닥에 닿는 부분에 짚는다.

**해부** 충양근(제4), 장측골간근(제3), 〈근지〉 척골신경, 〈피지〉 척골신경(총장측지신경), [혈관] 총장측지동맥
**임상** 손의 관절통, 척골신경통, 수지가 구부러지지 않는 상태 등

**용어풀이** ▶ '소'는 적다, 소음, '부'는 사물이나 사람이 모이는 곳, 부분 것을 의미한다. 소음심경의 반응이 나타나는 장소에 있는 경혈을 의미한다.

## HT9 소충

**짚는 방법** ▶ 소지조근부에 그은 선과, 외측연에 그은 선이 교차하는 점에 짚는다.

**해부** 〈피지〉 척골신경(배측지신경), [혈관] 배측지동맥
**임상** 발열성 질환에 의한 쇠약, 손의 경련 등

**용어풀이** ▶ '소'는 적다, 소음, '충'은 툭 불거져 나온 끝부분을 의미한다. 소음심경의 툭 불거져 나온 끝부분에 있는 경혈을 의미한다.

# 6 수태양소장경

심경의 맥기를 받아 소지의 내측단에서 일어나 손의 내측, 전완·상완의 후내측을 지나 어깨로 나와 대추혈에 이른다. 하나는 여기서 쇄골상와(결분혈)에서 흉중에 들어가 심장을 두르고 식도를 따라 위에 이르러 소장에 귀속한다. 다른 하나는 쇄골상와에서 뺨으로 올라가 외안각을 거쳐 귀로 들어간다. 또한 뺨에서 내안각에서 끝내는 별지도 나온다.

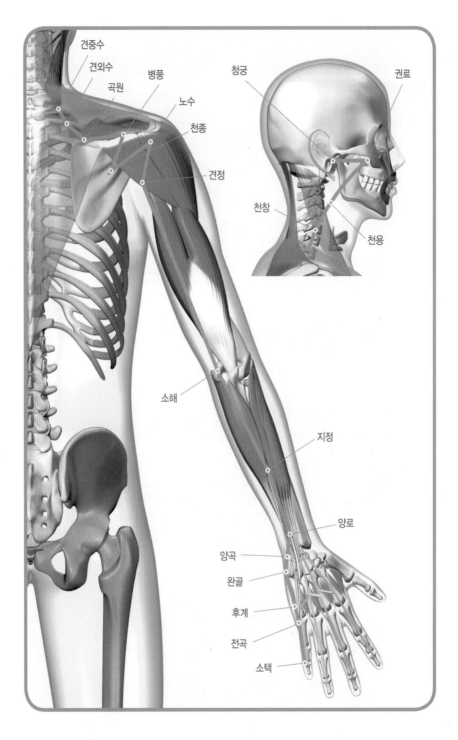

견중수

견외수

곡원

병풍

노수

천종

견정

청궁

권료

천창

천용

소해

지정

양로

양곡

완골

후계

전곡

소택

# 소택 · 전곡 · 후계 · 완골 · 양곡

**수관절 ·
수배부 우측**

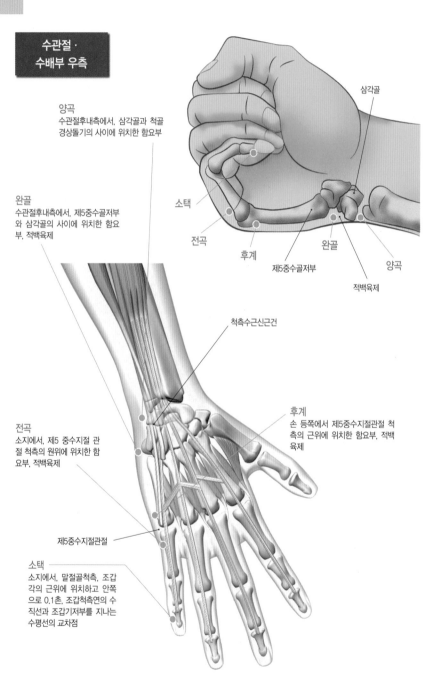

**양곡**
수관절후내측에서, 삼각골과 척골
경상돌기의 사이에 위치한 함요부

삼각골

**완골**
수관절후내측에서, 제5중수골저부
와 삼각골의 사이에 위치한 함요
부, 적백육제

소택

전곡

완골

후계

양곡

제5중수골저부

적백육제

척측수근신근건

**후계**
손 등쪽에서 제5중수지절관절 척
측의 근위에 위치한 함요부, 적백
육제

**전곡**
소지에서, 제5 중수지 관
절 척측의 원위에 위치한 함
요부, 적백육제

제5중수지절관절

**소택**
소지에서, 말절골척측, 조갑
각의 근위에 위치하고 안쪽
으로 0.1촌, 조갑척측연의 수
직선과 조갑기저부를 지나는
수평선의 교차점

## SI1 소택

**짚는 방법** 소지의 조근부에 그은 선과 내측연에 그은 선이 만나는 지점에 짚는다.

**해부** 〈피지〉 척골신경(배측지신경), [혈관] 배측지동맥

**임상** 의식불명의 회복, 협심증, 흉통, 두통, 척골신경통, 인두통 등

## SI2 전곡

**짚는 방법** 소지의 제5중수지관절의 안쪽을 만져 그 하부에 있는 함요 안에 짚는다. 또한 가볍게 주먹을 쥐고 그 부위에 생긴 장측횡문의 척측단에 짚는다.

**해부** 〈피지〉 척골신경(배측지신경), [혈관] 배측지동맥

**임상** 상열감, 척골신경마비 등

## SI3 후계

**짚는 방법** 손을 가볍게 쥐고 소지의 중수골의 내측연을 지두로 쓸어내리면서 손가락이 멈추는 제5중수지절관절 위의 내측함요부에 짚는다.

**해부** 소지외전근, 〈근지〉 척골신경, 〈피지〉 척골신경(배측지신경), [혈관] 배측지동맥

**임상** 유행성 감기, 추위로 인한 두통, 요통, 관절통, 류머티즘 관절염 등

## SI4 완골

**짚는 방법** 소지의 제5중수골의 내측을 지두로 쓸어올려 손가락이 멈추는, 바닥을 지나간 곳에 있는 함요부, 수장과 수배의 경계에 짚는다.

**해부** 소지외전근, 〈근지〉 척골신경, 〈피지〉 척골신경(배측지신경), [혈관] 척골동맥(배측수근지)

**임상** 류머티즘 관절염, 척골신경통과 마비, 이염, 두통 등

## SI5 양곡

**짚는 방법** 수관절의 후면에서, 삼각골과 척골경상돌기의 사이의 들어간 곳, 척측수근신근건의 내측에 짚는다.

**해부** 척측수근신근(건), 〈근지〉 요골신경, 〈피지〉 척골신경(배측지), [혈관] 척골동맥(배측수근지)

**임상** 류머티즘 관절염, 척골신경통과 마비, 이염, 두통 등

# 양로 · 지정 · 소해 · 견정 · 노수

**노수**
어깨 주변부에서, 액와횡문 후단의
위쪽, 견갑극 아래쪽 함요부

**견정**
어깨 주변부에서, 견관절의 후하방
에 위치한다, 액와횡문 후단에서
위쪽으로 1촌

**소해**
주후내측에서, 주두와 상완 골내측
상과 사이에 위치하는 함요부

**지정**
전완후내측에서, 척골내연과 척측
수근굴근 사이에 위치한다, 수관절
배측횡문에서 위쪽으로 5촌

**양로**
전완후내측에서, 척골두요측에 위
치하는 함요부, 수관절배측횡문의
위쪽으로 1촌

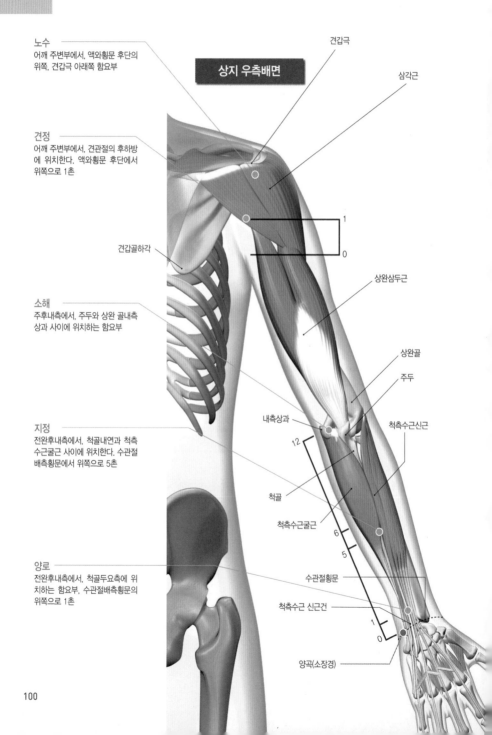

상지 우측배면

견갑극

삼각근

상완삼두근

상완골

주두

척측수근신근

내측상과

척골

척측수근굴근

수관절횡문

척측수근 신근건

양곡(소장경)

견갑골하각

1
0

12
6
5
1
0

## SI6 양로

**짚는 방법** 수장을 가슴에 대고, 척골경상돌기를 손가락으로 촉진하여, 손가락이 들어가는 뼈의 갈라지는 곳에 짚는다.

**해부** 척측수근신근건, 〈근지〉 요골신경, 〈피지〉 척골신경(배측지신경), [혈관] 척골동맥(배측수근지)

**임상** 양(부스럼)이나 정(종기) 등의 화농성 질환, 오십견, 상지의 신경통 등

**용어풀이** '양'은 기르다, 양육하다. '노'는 쇠약하다 등의 의미이다. 소장의 쇠약해진 것을 치료하는 경혈을 의미한다.

## SI7 지정

**짚는 방법** 양곡(소장경)과 소해를 잇는 선의 중점에서 아래쪽으로 1촌, 척골내연과 척측수근굴근근과의 사이에 짚는다.

**해부** 척측수근굴근, 〈근지〉 척골신경, 〈피지〉 내측전완피신경, [혈관] 후골간동맥의 가지

**임상** 척골신경통이나 마비, 중풍이 원인인 척골신경마비 등

**용어풀이** '지'는 가지치기, '정'은 한가운데의 의미이다. 전완의 정중앙에 있고 낙맥이 갈라지는 곳에 있는 경혈을 의미한다.

## SI8 소해

**짚는 방법** 팔꿈치를 구부리고 척골신경구 안에 짚는다.

**해부** 척측수근굴근, 〈근지〉 척골신경, 〈피지〉 내측전완피신경, [혈관] 척측반회동맥(척골동맥의 가지)

**임상** 척골신경마비, 류머티즘 관절염, 귀 질환, 목 어깨 상지 신경통 등

**용어풀이** '소'는 소장경, '해'는 바다, 기혈이 잘 모이는 곳을 의미한다. 소장경의 맥기가 잘 모이는 곳에 있는 경혈을 의미한다.

## SI9 견정

**짚는 방법** 상완을 내전하고 액와횡문후단에서 위쪽으로 1촌에 삼각근의 후측에 짚는다.

**해부** 삼각근, 대원근, 소원근, 상완삼두근(장두), 〈근지〉 액와신경, 견갑하신경, 요골신경, 〈피지〉 상외측상완피신경, [혈관] 후상완회선동맥

**임상** 오십견, 어깨관절염, 류머티즘 관절염, 상지의 신경통 및 마비, 눈 통증, 이명, 난청 등

**용어풀이** '견'은 어깨관절, '정'은 정하다, 바르다의 의미이다. 견봉과 상완골두와 사이에 자리한 경혈을 의미한다.

## SI10 노수

**짚는 방법** 상완을 내전하여 액와횡문후단의 상단으로, 견갑극의 직하에 짚는다.

**해부** 삼각근, 극하근, 〈근지〉 액와신경, 견갑상신경, 〈피지〉 쇄골상신경, [혈관] 견갑상동맥

**임상** 오십견, 상완의 신경통, 류머티즘 관절염, 고혈압, 목덜미 경직, 후두신경통 등

**용어풀이** '노'는 상완 또는 상지, '수'는 운반하다, 붓다, 고치다의 의미이다. 상지로 흘러드는 곳에 있어서 상지의 질환을 치료하는 경혈을 의미한다.

# 천종 · 병풍 · 곡원 · 견외수 · 견중수

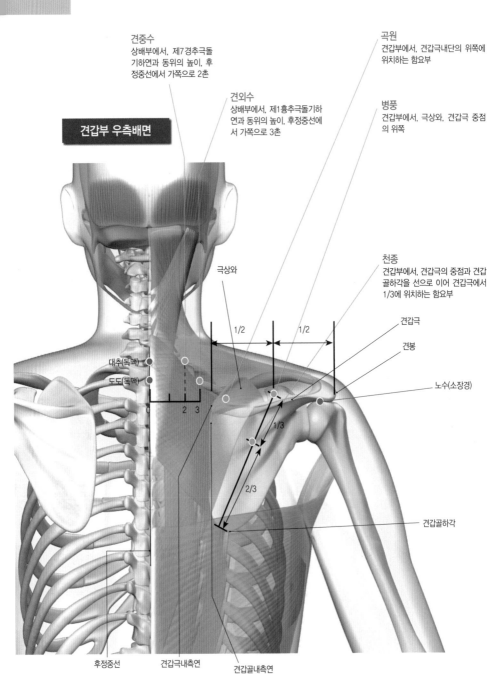

견중수
상배부에서, 제7경추극돌기하연과 동위의 높이, 후정중선에서 가쪽으로 2촌

견외수
상배부에서, 제1흉추극돌기하연과 동위의 높이, 후정중선에서 가쪽으로 3촌

곡원
견갑부에서, 견갑극내단의 위쪽에 위치하는 함요부

병풍
견갑부에서, 극상와, 견갑극 중점의 위쪽

천종
견갑부에서, 견갑극의 중점과 견갑골하각을 선으로 이어 견갑극에서 1/3에 위치하는 함요부

견갑부 우측배면

극상와

견갑극

견봉

노수(소장경)

대추(독맥)

도도(독맥)

1/2

1/2

1/3

2/3

0  2  3

견갑골하각

후정중선

견갑극내측연

견갑골내측연

## SI11 천종

**짚는 방법** 견갑극의 중점과 견갑골하각을 잇는 선을 3등분하여, 견갑극에서 1/3의 지점에 짚는다.

**해부** 극하근, 〈근지〉 견갑상신경, 〈피지〉 흉신경후지, [혈관] 견갑회선동맥

**임상** 흉통, 유방통, 유즙분비부족, 오십견, 상지의 신경통, 늑간신경통, 흉막염 등

**용어풀이** '천'은 상반신, '종'은 근본, 모이다, 신을 모시는 사당의 의미이다. 상반신의 혈기가 모이는 곳, 상반신의 질환을 치료하는 경혈을 의미한다.

## SI12 병풍

**짚는 방법** 견갑극 중점에서 위쪽으로 견관절을 외전하고 함요부에 짚는다.

**해부** 승모근, 극상근, 〈근지〉 부신경, 경신경총의 가지, 견갑상신경, 〈피지〉 흉신경후지, [혈관] 견갑상동맥

**임상** 상지의 신경통이나 마비, 류머티즘 관절염 등

**용어풀이** '병'은 한 줌의 벼 다발, '풍'은 감기, 중풍을 뜻한다. 중풍을 고치는 경혈을 의미한다.

## SI13 곡원

**짚는 방법** 견갑극내단의 바로 위에서, 극상와내측 위쪽의 함요부에 짚는다. 노수와 제2흉추극돌기를 연결하는 선의 중점에 짚는다.

**해부** 승모근, 극상근, 〈근지〉 부신경, 경신경총의 가지, 견갑상신경, 〈피지〉 흉신경후지, [혈관] 경횡동맥

**임상** 어깨 결림, 견갑부나 상지의 동통 등

**용어풀이** '곡'은 한쪽 끝, 구부러지다, '원'은 담, 울타리를 의미한다. 견갑극 한쪽 끝의 굽어진 모서리에 있는 경혈을 의미한다.

## SI14 견외수

**짚는 방법** 도도(독맥)를 지나는 수평선과 견갑골내측연의 연장선과의 교차점에 짚는다.

**해부** 승모근, 견갑거근, 〈근지〉 부신경, 경신경총의 가지, 견갑배신경, 〈피지〉 흉신경후지, [혈관] 경횡동맥

**임상** 어깨 결림, 견갑통, 측두통 등

**용어풀이** '견'은 어깨, '외'는 밖, '수'는 운반하다, 붓다, 기혈이 모이는 곳을 의미한다. 어깨의 외측에 있는 경혈을 의미한다.

## SI15 견중수

**짚는 방법** 견갑골내측연의 수직선과 후정중선의 사이에서, 견갑골내측연으로부터 1/3의 수직선으로 대추(독맥)를 지나는 수평선과의 교차점에 짚는다.

**해부** 승모근, 견갑거근, 〈근지〉 부신경, 경신경총의 가지, 견갑배신경, 〈피지〉 흉신경후지, [혈관] 경횡동맥

**임상** 어깨 결림, 목덜미 경직, 기침

**용어풀이** '견'은 어깨, '중'은 속, 중간, '수'는 운반하다, 붓다, 기혈이 나오는 곳을 의미한다. 정중선에 가까운 쪽에 있고 견정과 대추의 중간에 있는 경혈을 의미한다.

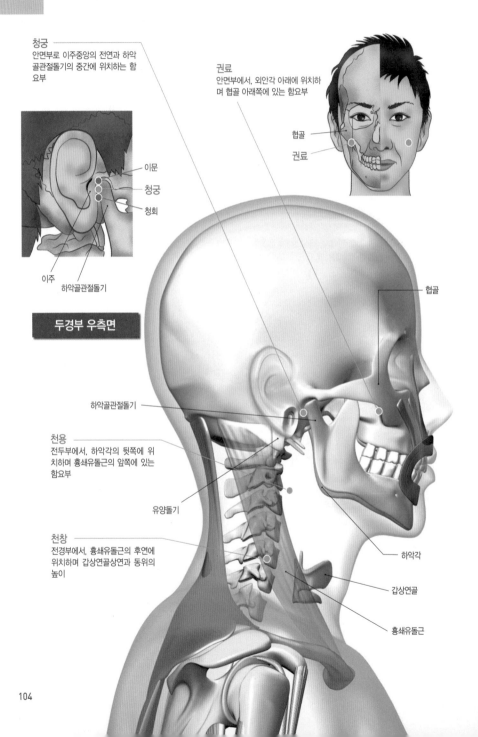

# 천창 · 천용 · 권료 · 청궁

**청궁**
안면부로 이주중앙의 전연과 하악
골관절돌기의 중간에 위치하는 함
요부

**권료**
안면부에서, 외안각 아래에 위치하
며 협골 아래쪽에 있는 함요부

협골

권료

이문

청궁

청회

이주

하악골관절돌기

**두경부 우측면**

협골

하악골관절돌기

**천용**
전두부에서, 하악각의 뒷쪽에 위
치하며 흉쇄유돌근의 앞쪽에 있는
함요부

유양돌기

하악각

**천창**
전경부에서, 흉쇄유돌근의 후연에
위치하며 갑상연골상연과 동위의
높이

갑상연골

흉쇄유돌근

## SI16 천창

**짚는 방법** 갑상연골상연의 높이에서, 흉쇄유돌근의 후연에 짚는다. 인영(위경)과 같은 높이에 짚는다.

**해부** 광경근, 흉쇄유돌근, 〈근지〉 안면신경, 부신경, 경신경총의 가지, 〈피지〉 경횡신경, 대이개신경, [혈관] 천경동맥

**임상** 목의 부종, 귀 질환 등

**용어풀이** '천'은 하늘, 상반신. '창'은 창문. 안과 밖의 소통을 의미한다. 하늘의 기운이 인체에 드나드는 곳에 있는 경혈을 의미한다.

## SI17 천용

**짚는 방법** 하악각의 후방에서, 하악각과 흉쇄유돌근과의 사이에 짚는다.

**해부** 흉쇄유돌근, 광경근, 〈근지〉 부신경, 경신경총의 가지, 안면신경, 〈피지〉 대이개신경, [혈관] 안면동맥

**임상** 편두통, 인두염, 편도염, 귀 질환, 경부림프선의 부종 등

**용어풀이** '천'은 하늘, 상반신(목보다 위), '용'은 넣다. 감싸다의 의미이다. 목보다 위에 있는 병을 제거해서 병을 이 안에 싸버리려는 경혈을 의미한다.

## SI18 권료

**짚는 방법** 외안각을 지나는 수직선과 협골하연이 교차하는 곳에 짚는다.

**해부** 대협골근, 〈근지〉 안면신경, 〈피지〉 상악신경(삼차신경 제2지)의 가지(안와하신경), [혈관] 안면횡동맥, 안와하동맥

**임상** 안면신경의 경련 및 마비, 상치병 등

**용어풀이** '권'은 협골, '료'는 모서리의 의미이다. 협골의 모서리의 움푹 들어간 곳에 있는 경혈을 의미한다.

## SI19 청궁

**짚는 방법** 입을 살짝 벌렸을 때 이주와 하악골과의 사이에 있는 움푹 들어간 곳으로, 하악골관절돌기의 후연에 짚는다.

**해부** 〈피지〉 하악신경(삼차신경 제3지)의 가지(이개측두신경), [혈관] 천측두동맥

**임상** 이명, 중이염 등의 귀 질환, 시력 장애, 축농증, 두통 등

**용어풀이** '청'은 듣다. 잘 듣는다. '궁'은 어전. 생활의 중심이 되는 장소를 의미한다. 사물을 제대로 듣기 위한 중심이 되는 경혈을 의미한다.

# 7 족태양방광경

소장경의 맥기를 받아 내안각(정명혈)에서 시작하여 상행하고 신정혈(독맥)에서 좌우가 만나, 백회혈로 교차하여 뇌를 감싼다. 항부를 둘러싸고 배부(척주 양쪽)를 내려와, 요부에 이르러 신장을 거쳐 방광에 귀속한다. 방광에서 전부를 관통하여 대퇴후측을 내려와 슬와부(위중혈)에 들어간다. 다른 가지는 항부의 천주혈에서 갈라져 척주의 가쪽으로 3촌 대퇴후외측을 내려와 슬와부에 들어가 합류한다. 슬와부에서 하퇴후외측을 내려와 외과를 지나 발의 제5지외측단으로 마친다.

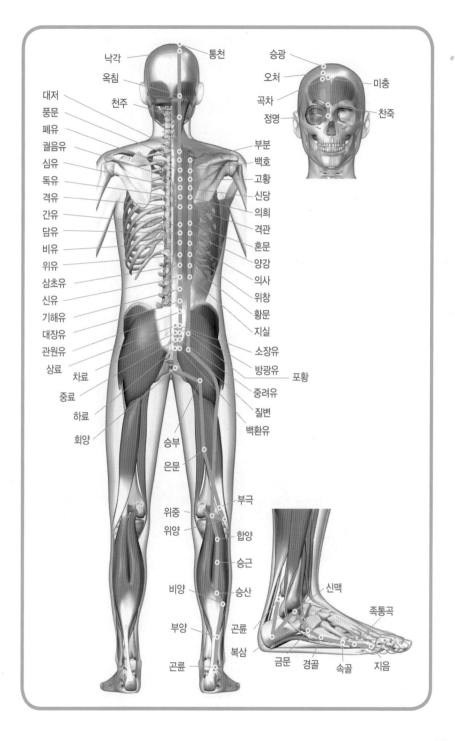

낙각 — 통천
옥침
천주

대저
풍문
폐유
궐음유
심유
독유
격유
간유
담유
비유
위유
삼초유
신유
기해유
대장유
관원유
상료
차료
중료
하료
회양

승광
오처
곡차
정명

승부
은문

위중
위양

비양
부양
곤륜

미충
찬죽

부분
백호
고황
신당
의희
격관
혼문
양강
의사
위창
황문
지실
소장유
방광유 — 포황
중려유
질변
백환유

부극
합양
승근
승산
곤륜
복삼

신맥
족통곡

금문 경골 속골 지음

# 정명 · 찬죽 · 미충 · 곡차 · 오처 · 승광

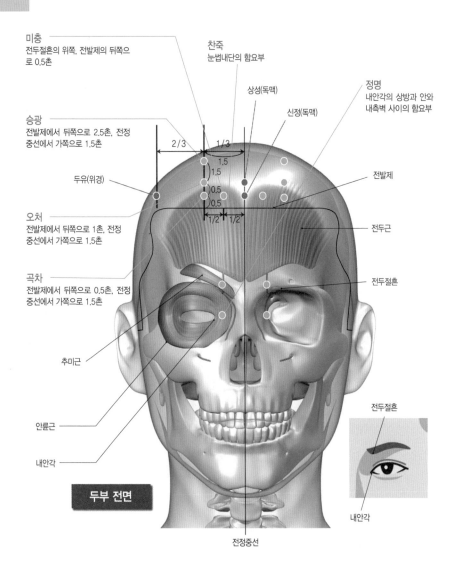

**미충**
전두절흔의 위쪽, 전발제의 뒤쪽으
로 0.5촌

**찬죽**
눈썹내단의 함요부

**상성(독맥)**

**신정(독맥)**

**정명**
내안각의 상방과 안와
내측벽 사이의 함요부

**승광**
전발제에서 뒤쪽으로 2.5촌, 전정
중선에서 가쪽으로 1.5촌

2/3    1/3
1.5
1.5
0.5
0.5
1/2  1/2

**두유(위경)**

**전발제**

**오처**
전발제에서 뒤쪽으로 1촌, 전정
중선에서 가쪽으로 1.5촌

**전두근**

**곡차**
전발제에서 뒤쪽으로 0.5촌, 전정
중선에서 가쪽으로 1.5촌

**전두절흔**

**추미근**

**안륜근**

**내안각**

**전두절흔**

두부 전면

**내안각**

전정중선

## BL1 정명

**짚는 방법** 눈을 감고 내안각에서 위안쪽으로 0.1촌의 함요부에 짚는다.

**해부** 내측안검인대, 안륜근, 〈근지〉 안면신경(측두지, 협골지), 〈피지〉 안신경(삼차신경 제1지),
[혈관] 안각동맥

**임상** 눈의 충혈, 결막염, 누관폐색 등의 안과질환

**용어풀이** '정'은 눈(동공), '명'은 밝음, 분명하다는 의미를 가진다. 눈을 또렷하게 해서 시력을 높이는 등 주로 눈을 치료하는 경혈이다.

## BL2 찬죽

**짚는 방법** 눈썹내단에서, 정명의 직상, 전두절흔의 함요 안에 짚는다.

**해부** 안륜근, 전두근, 추미근, 〈근지〉 안면신경(측두지, 협골지), 〈피지〉 안신경(삼차신경 제1지),
[혈관] 활차상동맥

**임상** 눈의 피로나 결막의 충혈, 각막예(각막의 탁한 질병) 등의 안과질환, 전두신경통 등

**용어풀이** '찬'은 모임, 모여 있는 모습을, '죽'은 대나무, 피리를 뜻하므로 대나무가 베일 곳과 같은 공터에 마음이 모이는 곳에서 반응이 나타나는 경혈을 의미한다.

## BL3 미충

**짚는 방법** 눈썹내단에서, 찬죽의 직상, 전발제의 위쪽으로 0.5촌의 신정(독맥)과 곡차의 중간에 짚는다.

**해부** 전두근, 〈근지〉 안면신경 (측두지), 〈피지〉 안신경(삼차신경 제1지),
[혈관] 활차상동맥, 안와상동맥

**임상** 두통, 코막힘, 어지럼증 등

**용어풀이** '미'는 눈썹, '충'은 찌르다, 푹 찌르다의 의미를 가진다. 눈썹의 요충지로 눈, 코 및 뇌질환에 사용되는 경혈을 의미한다.

## BL4 곡차

**짚는 방법** 신정(독맥)과 두유(위경)를 연결한 선상에서, 신정(미간의 중간, 위쪽 3.5촌)으로부터 1/3 지점에 짚는다.

**해부** 전두근, 〈근지〉 안면신경(측두지), 〈피지〉 안신경(삼차신경 제1지),
[혈관] 활차상동맥, 안와상동맥

**임상** 눈의 피로나 결막의 충혈, 각막예 등의 안과질환, 전두신경통, 두통, 어지럼증, 비출혈, 코막힘 등

**용어풀이** '곡'은 빠지다, '차'는 다르다, 병을 치료한다는 의미를 지니며 질병을 치료하는 곳에 있는 경혈을 의미한다.

## BL5 오처

**짚는 방법** 상성(독맥)에서 가쪽으로 1.5촌, 곡차의 위쪽으로 0.5촌에 짚는다.

**해부** 모상건막, 전두근, 〈근지〉 안면신경 측두지, 〈피지〉 안신경(삼차신경 제1지),
[혈관] 안와상동맥

**임상** 발열에서 오는 두통, 어지럼증 등

**용어풀이** '오'는 다섯째, 교차하다, '처'는 장소의 의미이며 곡차에서 5푼의 위치를 나타낸다. 방광경의 5번째의 경혈 등의 설이 있지만 명확한 경혈명의 의미는 명확하지 않다.

## BL6 승광

**짚는 방법** 전정중선에서 가쪽으로 1.5촌, 오처에서 뒤쪽으로 1.5촌, 곡차에서 위쪽으로 2촌에 짚는다.

**해부** 모상건막, 〈피지〉 안신경 (삼차신경 제1지), [혈관] 안와상동맥, 천측두동맥의 가지

**임상** 눈, 코, 뇌 등의 질환에서 생기는 발열이나 어지럼증 등

**용어풀이** '승'은 받다, '광'은 빛, 밝음의 의미로 빛을 받는 곳, 즉 눈의 질환을 주치하는 경혈을 의미한다.

# 통천 · 낙각 · 옥침 · 천주 · 대저 · 풍문

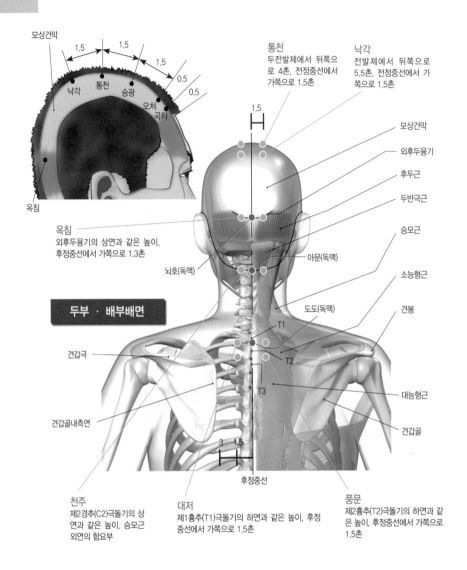

모상건막

1,5  1,5
1,5
0,5
낙각  통천  승광
오처  0,5
곡차

옥침

**통천**
두전발제에서 뒤쪽으로 4촌, 전정중선에서 가쪽으로 1.5촌

**낙각**
전발제에서 뒤쪽으로 5.5촌, 전정중선에서 가쪽으로 1.5촌

1,5

모상건막

외후두융기

후두근

두반극근

승모근

**옥침**
외후두융기의 상연과 같은 높이, 후정중선에서 가쪽으로 1.3촌

뇌호(독맥)

아문(독맥)

소능형근

견봉

**두부 · 배부배면**

도도(독맥)

T1

T2

T3

견갑극

견갑골내측연

3  1,5

후정중선

대능형근

견갑골

**천주**
제2경추(C2)극돌기의 상연과 같은 높이, 승모근 외연의 함요부

**대저**
제1흉추(T1)극돌기의 하연과 같은 높이, 후정중선에서 가쪽으로 1.5촌

**풍문**
제2흉추(T2)극돌기의 하연과 같은 높이, 후정중선에서 가쪽으로 1.5촌

## BL7 통천

**짚는 방법** 승광과 낙각의 중간, 또는 오처와 낙각을 연결한 선상에서 낙각에서 1/3 지점에 짚는다.

**해부** 모상건막, 〈피지〉 안신경(삼차신경 제1지), [혈관] 안와상동맥, 천측두동맥의 가지

**임상** 편두통, 항강(목덜미 결림) 코 질환 등

**용어풀이** '통'은 도착하다, 통하다, '천'은 두항, 정점의 의미를 지니고 방광경 경기가 머리에 통하는 곳. 두부 질환에 잘 듣는 경혈을 의미한다.

## BL8 낙각

**짚는 방법** 백회(독맥 · 이개를 접을 때 두 이첨을 연결하는 선의 중간)에서 뒤쪽으로 0.5촌, 가쪽으로 1.5촌에 짚는다.

**해부** 모상건막, 〈피지〉 대후두신경, [혈관] 천측두동맥의 가지

**임상** 이명, 녹내장, 백내장 등의 안과질환 등

**용어풀이** '낙'은 얽히다, 연결되다, '각'은 바꾸다, 되돌아가는 것을 의미한다. 방광경의 분지가 본경으로 돌아오는 곳의 경혈을 의미한다.

## BL9 옥침

**짚는 방법** 뇌호(독맥)에서 가쪽으로 1.3촌으로, 두반극근팽륭부외연을 지나는 수직선과 후두골상항선과의 교차점에 짚는다.

**해부** 후두근, 〈근지〉 안면신경 (후두지), 〈피지〉 대후두신경, [혈관] 후두동맥

**임상** 뇌질환으로 인한 두통 및 눈의 통증. 항강통(목덜미 통증), 코 질환 등

**용어풀이** '옥'은 구슬, 뛰어나다라는 의미에서 벗어나 머리를, '침'은 말 그대로 베개를 뜻한다. 잘 때 베개가 두개에 해당하는 곳에 있는 경혈의 의미, 또는 후두골상항선상에 있는 경혈을 의미한다.

## BL10 천주

**짚는 방법** 아문(독맥)에서 가쪽으로 1.3촌에서, 두반극근팽륭부의 외연에 짚는다.
※WHO/WPRO의 표기에 있어서, 천주는 '승모근 외의 함요부'로 정의되어 있다. 승모근의 두께가 얇기 때문에 만져서 확인하기 어렵다. 그 아래에 있는 두반극근의 팽륭부이다.

**해부** 승모근, 두판상근, 두반극근, 〈근지〉 부신경, 경신경총의 가지, 척수신경후지, 〈피지〉 대후두신경, [혈관] 후두동맥

**임상** 두중, 두통, 고혈압, 뇌일혈 등의 뇌질환, 안과계 질환, 이비인후계 질환, 심장질환 등

**용어풀이** '천'은 머리, '주'는 받친다는 뜻을 가진다. 두부를 받치는 중요한 곳에 있는 경혈을 의미한다.

## BL11 대저

**짚는 방법** 제1 · 제2흉추극돌기 사이, 도도(독맥)에서 가쪽으로 1.5촌에 짚는다.

**해부** 승모근, 능형근, 척주기립근, 〈근지〉 부신경, 경신경총의 가지, 견갑배신경, 척수신경후지, 〈피지〉 흉신경후지, [혈관] 경횡동맥의 가지, 늑간동맥배지

**임상** 목덜미 경직, 견배통, 목의 통증(편도염), 기침, 혈압항진 등

**용어풀이** '대'는 중요, '저'는 직물의 씨줄을 꿰는 것을 의미한다. 다른 경락과 연락하면서 씨줄처럼 분지를 내는 중요한 경혈을 의미한다.

## BL12 풍문

**짚는 방법** 제2 · 제3흉추극돌기 사이에서 가쪽으로 1.5촌에 짚는다.

**해부** 승모근, 능형근, 척주기립근, 〈근지〉 부신경, 경신경총의 가지, 견갑배신경, 척수신경후지, 〈피지〉 흉신경후지, [혈관] 경횡동맥의 가지, 늑간동맥배지

**임상** 감기 예방 및 치료 또한 그 외의 호흡기계 질환이나 어깨 결림 등

**용어풀이** '풍'은 감기, '문'은 출입문을 뜻한다. 감기일 때 반응이 잘 나타나는 곳의 경혈, 또는 감기가 침입하는 경혈을 의미한다.

# 폐유 · 궐음유 · 심유 · 독유 · 격유 · 간유

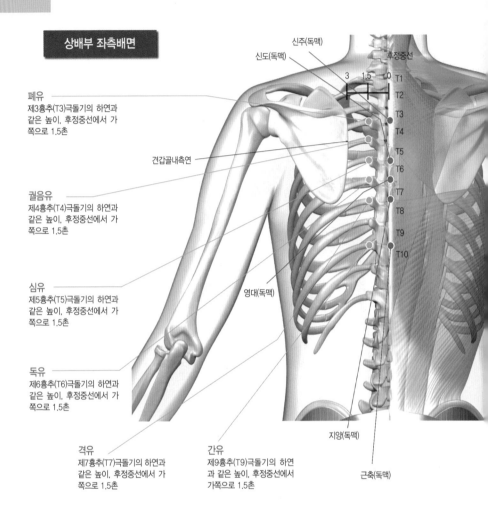

**상배부 좌측배면**

**폐유**
제3흉추(T3)극돌기의 하연과
같은 높이, 후정중선에서 가
쪽으로 1.5촌

**견갑골내측연**

**궐음유**
제4흉추(T4)극돌기의 하연과
같은 높이, 후정중선에서 가
쪽으로 1.5촌

**심유**
제5흉추(T5)극돌기의 하연과
같은 높이, 후정중선에서 가
쪽으로 1.5촌

**독유**
제6흉추(T6)극돌기의 하연과
같은 높이, 후정중선에서 가
쪽으로 1.5촌

**격유**
제7흉추(T7)극돌기의 하연과
같은 높이, 후정중선에서 가
쪽으로 1.5촌

**간유**
제9흉추(T9)극돌기의 하연
과 같은 높이, 후정중선에서
가쪽으로 1.5촌

신주(독맥)
신도(독맥)
후정중선
3  1.5  0  T1
T2
T3
T4
T5
T6
T7
T8
T9
T10
영대(독맥)
지양(독맥)
근축(독맥)

## BL13 폐유

**짚는 방법** 제3 · 제4흉추극돌기 사이, 신주(독맥)에서 가쪽으로 1.5촌에 짚는다.

**해부** 승모근, 능형근, 척주기립근, 〈근지〉 부신경, 경신경총의 가지, 견갑배신경, 척수신경후지, 〈피지〉 흉신경후지, [혈관] 경횡동맥의 가지, 늑간동맥배지

**임상** 호흡기계 질환, 견배통, 늑간신경통, 짜증, 피부질환 등

**용어풀이** '폐'는 장기, '유'는 운반하다, 붓다, 고치는 것을 의미를 가지고 있으며, 태음폐경의 유혈을 의미하고 폐질환의 반응점이자 치료점으로 중요한 경혈이다.

## BL14 궐음유

**짚는 방법** 제4 · 제5흉추극돌기 사이에서 가쪽으로 1.5촌에 짚는다.

**해부** 승모근, 능형근, 척주기립근, 〈근지〉 부신경, 경신경총의 가지, 견갑배신경, 척수신경후지, 〈피지〉 흉신경후지, [혈관] 경횡동맥의 가지, 늑간동맥배지

**임상** 심장 · 호흡기계 질환, 늑간신경통, 어깨 결림, 상치의 통증 등

**용어풀이** 궐음심포경의 유혈을 의미한다. 심포경의 이상이 잘 나타나는 반응점이며 치료점으로서도 중요한 경혈이다.

## BL15 심유

**짚는 방법** 제5 · 제6흉추극돌기 사이, 신도(독맥)에서 가쪽으로 1.5촌에 짚는다.

**해부** 승모근, 능형근, 척주기립근, 〈근지〉 부신경, 경신경총의 가지, 견갑배신경, 척수신경후지, 〈피지〉 흉신경후지, [혈관] 경횡동맥의 가지, 늑간동맥배지

**임상** 심장판막증, 심계항진증, 협심증 등 심장질환, 고혈압, 심한 두통, 뇌일혈, 눈의 충혈, 결막염, 류머티즘 관절염, 오십견 등

**용어풀이** 소음심경의 유혈을 뜻한다. 심장질환으로 인한 이상이 잘 나타나는 반응점이며 치료점으로서도 중요한 경혈이다.

## BL16 독유

**짚는 방법** 제6 · 제7흉추극돌기 사이, 영대(독맥)에서 가쪽으로 1.5촌에 짚는다.

**해부** 승모근, 척주기립근, 〈근지〉 부신경, 경신경총의 가지, 척수신경후지, 〈피지〉 흉신경후지, [혈관] 경횡동맥의 가지, 늑간동맥배지

**임상** 심장질환, 호흡기계 질환, 소화기계 질환 등

**용어풀이** '독'은 이끌다, 통괄하다, '유'는 운반하다, 붓다의 의미로 양의 병(양이 편성하고 열증상을 보이는 형태)을 통괄하는 경혈이다.

## BL17 격유

**짚는 방법** 제7 · 제8흉추극돌기 사이, 지양(독맥)에서 가쪽으로 1.5촌에 짚는다.

**해부** 승모근, 척주기립근, 광배근, 〈근지〉 부신경, 경신경총의 가지, 척수신경후지, 흉배신경, 〈피지〉 흉신경후지, [혈관] 늑간동맥배지

**임상** 심장질환, 호흡기계 질환, 소화기계 질환 (특히 토혈, 위산과다 등), 구토, 식은땀, 신경쇠약, 히스테리 등

**용어풀이** '격'은 가로막을 의미하고 상초와 중초를 가로막고 있어서 심장과 간 사이에 위치하고 혈의 질병을 고치는 경혈을 의미한다.

## BL18 간유

**짚는 방법** 제9 · 제10흉추극돌기 사이, 근축(독맥)에서 가쪽으로 1.5촌에 짚는다.

**해부** 승모근, 척주기립근, 광배근, 〈근지〉 부신경, 경신경총의 가지, 척수신경후지, 흉배신경, 〈피지〉 흉신경후지, [혈관] 늑간동맥배지

**임상** 간장질환 및 안과질환(특히 시력 감퇴, 야맹증), 담석증, 황달, 위장계의 질환, 늑간신경통, 요통, 어지럼증, 신경쇠약, 불면증 등

**용어풀이** 궐음간경의 유혈을 의미한다. 간질환으로 인한 이상이 잘 나타나는 반응점이며, 치료점으로서도 중요한 경혈이다.

# 담유 · 비유 · 위유 · 삼초유 · 신유 · 기해유

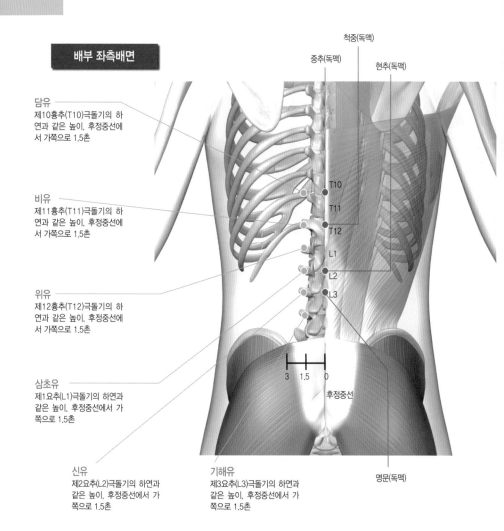

**배부 좌측배면**

**담유**
제10흉추(T10)극돌기의 하
연과 같은 높이, 후정중선에
서 가쪽으로 1.5촌

**비유**
제11흉추(T11)극돌기의 하
연과 같은 높이, 후정중선에
서 가쪽으로 1.5촌

**위유**
제12흉추(T12)극돌기의 하
연과 같은 높이, 후정중선에
서 가쪽으로 1.5촌

**삼초유**
제1요추(L1)극돌기의 하연과
같은 높이, 후정중선에서 가
쪽으로 1.5촌

**신유**
제2요추(L2)극돌기의 하연과
같은 높이, 후정중선에서 가
쪽으로 1.5촌

**기해유**
제3요추(L3)극돌기의 하연과
같은 높이, 후정중선에서 가
쪽으로 1.5촌

척중(독맥)
중추(독맥)
현추(독맥)
명문(독맥)
후정중선

T10
T11
T12
L1
L2
L3

3   1.5   0

## BL19 담유

**짚는 방법** 제10 · 제11흉추극돌기 사이, 중추(독맥)에서 가쪽으로 1.5촌에 짚는다.

**해부** 요배건막, 광배근, 척주기립근, 〈근지〉 흉배신경, 척수신경후지, 〈피지〉 흉신경후지, [혈관] 늑간동맥배지

**임상** 담낭 질환, 담낭염, 담석증, 황달, 간장질환, 안과질환, 위장계의 질환, 늑간신경통, 요통, 어지럼증, 신경쇠약, 불면증 등

**용어풀이** 소양담경의 유혈을 뜻한다. 담낭 질환으로 인한 이상이 자주 나타나는 반응점이며, 치료점으로도 중요한 경혈이다.

## BL20 비유

**짚는 방법** 제11 · 제12흉추극돌기 사이, 척중(독맥)에서 가쪽으로 1.5촌에 짚는다.

**해부** 요배건막, 광배근, 척주기립근, 〈근지〉 흉배신경, 척수신경후지, 〈피지〉 흉신경후지, [혈관] 늑간동맥배지

**임상** 소화불량, 식욕부진, 위(소화기계)질환, 담석증, 황달, 당뇨병 · 축농증, 안과질환 등

**용어풀이** 태음비경의 유혈을 뜻한다. 비 · 위질환으로 인한 이상이 자주 나타나는 반응점이며, 치료점으로도 중요한 경혈이다.

## BL21 위유

**짚는 방법** 제12흉추 · 제1요추극돌기 사이에서 가쪽으로 1.5촌에 짚는다.

**해부** 요배건막, 광배근, 척주기립근, 〈근지〉 흉배신경, 척수신경후지, 〈피지〉 흉신경후지, [혈관] 늑간동맥배지

**임상** 소화불량, 식욕부진, 위(소화기계)질환, 담석증, 황달, 당뇨병, 축농증, 안과질환 등

**용어풀이** 양명위경의 유혈을 뜻한다. 위질환으로 인한 이상이 자주 나타나는 반응점이며, 치료점으로도 중요한 경혈이다.

## BL22 삼초유

**짚는 방법** 제1 · 제2요추극돌기 사이, 현추(독맥)에서 가쪽으로 1.5촌에 짚는다.

**해부** 요배건막, 척주기립근, 〈근지〉 척수신경후지, 〈피지〉 요신경후지, [혈관] 요동맥배지

**임상** 위 경련, 소화불량, 장염, 설사, 담석증, 신장질환, 당뇨병, 요통, 월경불순 등

**용어풀이** 소양삼초경의 유혈을 뜻한다. 삼초에 관련된 질환으로 인한 이상이 자주 나타나는 반응점이며, 치료점으로도 중요한 경혈이다.

## BL23 신유

**짚는 방법** 제2 · 제3요추극돌기 사이, 명문(독맥)에서 가쪽으로 1.5촌에 짚는다.

**해부** 요배건막, 척주기립근, 〈근지〉 척수신경후지, 〈피지〉 요신경후지, [혈관] 요동맥배지

**임상** 비뇨기계질환(신장염, 신우염, 방광염 외), 자궁내막염, 불임 등

**용어풀이** 소음신경의 유혈을 뜻한다. 신장질환으로 인한 이상이 자주 나타나는 반응점이며, 치료점으로도 중요한 경혈이다.

## BL24 기해유

**짚는 방법** 제3 · 제4요추극돌기 사이에서 가쪽으로 1.5촌에 짚는다.

**해부** 요배건막, 척주기립근, 〈근지〉 척수신경후지, 〈피지〉 요신경후지, [혈관] 요동맥배지

**임상** 요통, 대장복통, 치질, 변비, 자궁질환 등

**용어풀이** '기'는 원기, 에너지, '해'는 넓고 크다, 모이다, '유'는 운반하다, 붓는다. 임맥의 기해와 관련된 경혈로 원기가 모이는 곳이라는 의미이다.

# 대장유·관원유·소장유·방광유·중려유

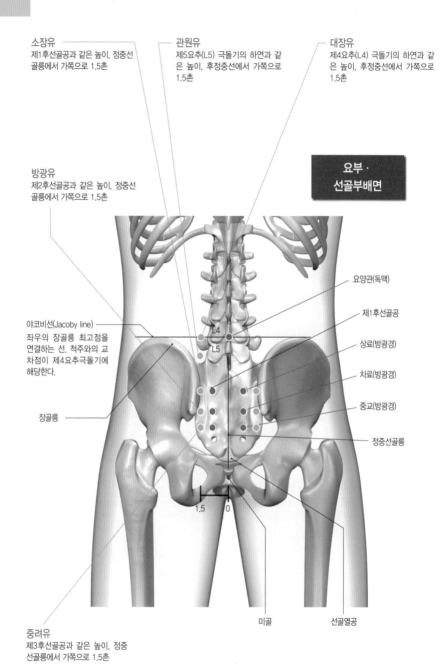

**소장유**
제1후선골공과 같은 높이, 정중선
골릉에서 가쪽으로 1.5촌

**관원유**
제5요추(L5) 극돌기의 하연과 같
은 높이, 후정중선에서 가쪽으로
1.5촌

**대장유**
제4요추(L4) 극돌기의 하연과 같
은 높이, 후정중선에서 가쪽으로
1.5촌

**방광유**
제2후선골공과 같은 높이, 정중선
골릉에서 가쪽으로 1.5촌

요부·
선골부배면

요양관(독맥)

제1후선골공

상료(방광경)

야코비선(Jacoby line)
좌우의 장골릉 최고점을
연결하는 선. 척주와의 교
차점이 제4요추극돌기에
해당한다.

차료(방광경)

중교(방광경)

장골릉

정중선골릉

L4

L5

1.5    0

미골    선골열공

**중려유**
제3후선골공과 같은 높이, 정중
선골릉에서 가쪽으로 1.5촌

## BL25 대장유

**짚는 방법** ▶ 제4 · 제5요추극돌기 사이, 요양관(독맥)에서 가쪽으로 1.5촌에 짚는다.

**해부** 요배건막, 척주기립근, 〈근지〉 척수신경후지, 〈피지〉 요신경후지, [혈관] 요동맥배지
**임상** 장염, 설사, 변비, 치질, 장관 출혈 및 기타 대장질환, 피부질환, 요통, 좌골신경통 등

**용어풀이** ▶ 양염대장경의 유혈을 의미한다. 대장질환으로 인한 이상이 잘 나타나는 반응점이며, 치료점으로서도 중요한 경혈이다.

## BL26 관원유

**짚는 방법** ▶ 제5요추극돌기의 하연과 같은 높이, 정중선골릉에서 가쪽으로 1.5촌에 짚는다.

**해부** 요배건막, 선극근, 〈근지〉 척수신경후지, 〈피지〉 요신경후지, [혈관] 요동맥배지
**임상** 요통, 장질환, 부인과계(특히 자궁에 관한) 질환 등

**용어풀이** ▶ '관'은 관문, '원'은 모이는 근원, '유'는 지나가다, 흘러들어가다. 임맥의 관원과 관련된 경혈로 선천적 · 후천적 원기가 모이는 중요한 반응점 · 치료점이다.

## BL27 소장유

**짚는 방법** ▶ 상료와 같은 높이, 정중선골릉에서 가쪽으로 1.5촌에 짚는다.

**해부** 요배건막, 선극근, 〈근지〉 척수신경후지, 〈피지〉 중둔피신경, [혈관] 외측선골동맥
**임상** 류머티즘 관절염, 장질환, 비뇨기계 질환, 요통, 좌골신경통, 슬관절질환 등의 하지질환, 부인과계 질환 등

**용어풀이** ▶ 태양소장경의 유혈을 의미한다. 방광질환으로 인한 이상이 잘 나타나는 반응점이며, 치료점으로서도 중요한 경혈이다.

## BL28 방광유

**짚는 방법** ▶ 차료와 같은 높이, 정중선골릉에서 가쪽으로 1.5촌에 짚는다.

**해부** 요배근막, 대둔근, 선극근, 〈근지〉 하둔신경, 척수신경후지, 〈피지〉 중둔피신경, [혈관] 외측선골동맥
**임상** 방광계질환, 요통, 좌골신경통, 설사, 변비, 자궁내막염 등

**용어풀이** ▶ 태양방광경의 유혈을 의미한다. 방광질환으로 인한 이상이 잘 나타나는 반응점이며, 치료점으로서도 중요한 경혈이다.

## BL29 중려유

**짚는 방법** ▶ 중료와 같은 높이, 정중선골릉에서 가쪽으로 1.5촌에 짚는다.

**해부** 대전근, 〈근지〉 하전신경, 〈피지〉 중전피신경, [혈관] 외측선골동맥
**임상** 요통, 좌골신경통, 대장 복통, 직장염, 방광염, 당뇨병 등

**용어풀이** ▶ '중'은 안, '려'는 배골, 힘을 받친다는 의미가 있으므로 척주를 받치고 있는 선골의 양측에 있는 근육 속의 경혈을 의미한다.

# 백환유 · 상료 · 차료 · 중료 · 하료 · 회양

중료
제3후선골공

상료
제1후선골공

차료
제2후선골공

선골부배면

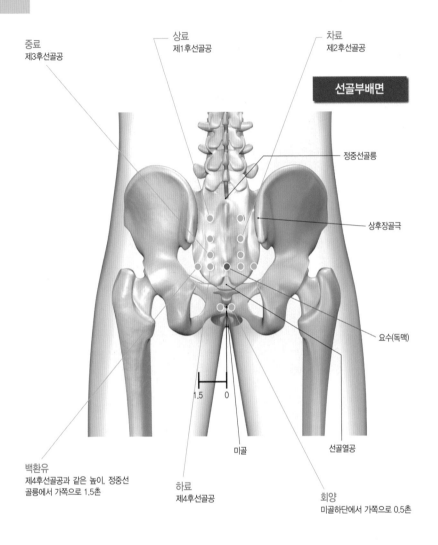

정중선골릉

상후장골극

요수(독맥)

선골열공

1.5    0

미골

백환유
제4후선골공과 같은 높이, 정중선
골릉에서 가쪽으로 1.5촌

하료
제4후선골공

회양
미골하단에서 가쪽으로 0.5촌

## BL30 백환유

**짚는 방법** ▷ 둔열의 직상에 선골열공을 접촉하여, 그 함요부의 요유(독맥)에서 가쪽으로 1.5촌에 짚는다.

**해부** 대전근, 〈근지〉 하둔신경, 〈피지〉 중둔피신경, [혈관] 외측선골동맥

**임상** 척수성마비로 인한 대소변의 불통, 반신불수, 항문 경련, 자궁내막염 등

**용어풀이** ▷ '백'은 명백, 밝음, '환'은 순회하다. 원형의 수, '유'는 붓다, 운반하다 등의 의미를 지니고 있어서 밝게 환상으로 함요되어 있는 유혈을 의미한다.

## BL31 상료

**짚는 방법** ▷ 차료에서 쓸어 올렸을 때, 최초에 닿는 함요부에 짚는다.

**해부** 요배건막, 선극근, 〈근지〉 척수신경후지, 〈피지〉 중둔피신경, [혈관] 외측선골동맥

**임상** 요통, 좌골신경통, 류머티즘 관절염, 슬관절질환, 생식기계 질환, 치질, 변비 등

**용어풀이** ▷ '상'은 상위, '료'는 공소의 의미, 팔료혈 중 가장 상위에 있는 경혈을 의미한다.

## BL32 차료

**짚는 방법** ▷ 상후장골극의 하연과 같은 높이, 상후장골극과 정중선골릉의 거의 중앙에 짚는다.

**해부** 요배건막, 선극근, 〈근지〉 척수신경후지, 〈피지〉 중둔피신경, [혈관] 외측선골동맥

**임상** 좌골신경통 또는 마비, 비뇨·생식기계 질환전반, 류머티즘 관절염, 반신불수, 직장염, 치질, 탈항 등

**용어풀이** ▷ 상료 다음에 있는 경혈을 의미한다.

## BL33 중료

**짚는 방법** ▷ 차료에서 쓸어내렸을 때, 처음 닿는 함요부에 짚는다.

**해부** 요배건막, 선극근, 〈근지〉 척수신경후지, 〈피지〉 중둔피신경, [혈관] 외측선골동맥

**임상** 차료의 보조혈. 방광염, 직장염, 치질, 대장염으로 인한 이급후중(복부의 무지근함)이나 치질통증 등

**용어풀이** ▷ 차료 다음에 있는 경혈을 의미한다.

## BL34 하료

**짚는 방법** ▷ 차료에서 쓸어내렸을 때, 2번째 닿는 함요부에 짚는다. 요유(동맥)와 같은 높이로 가쪽에 있다.

**해부** 요배건막, 선극근, 〈근지〉 척수신경후지, 〈피지〉 중전피신경, [혈관] 외측선골동맥

**임상** 요도염, 방광염, 치질, 음위증, 유정증 등

**용어풀이** ▷ 팔료혈 중 가장 하위에 있는 경혈을 의미한다.

## BL35 회양

**짚는 방법** ▷ 미골하단에서 가쪽으로 0.5촌의 함요부에 짚는다.

**해부** 대둔근, 〈근지〉 하둔신경, 〈피지〉 회음신경(회음신경의 가지), [혈관] 하직장동맥

**임상** 치핵, 출혈, 탈항 등의 치질 질환

**용어풀이** ▷ '회'는 모임의 의미를 가지며, '양'은 여기에서 독맥을 가리키며 방광경과 독맥이 합쳐진 곳에 있는 경혈을 의미한다.

# 승부 · 은문 · 부극 · 위양 · 위중 · 부분

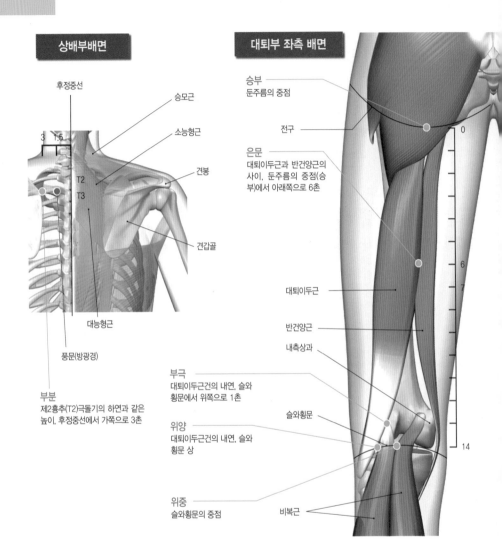

**상배부배면**

후정중선
승모근
소능형근
견봉

3  1.5

T2
T3

견갑골

대능형근

풍문(방광경)

**부분**
제2흉추(T2)극돌기의 하연과 같은
높이, 후정중선에서 가쪽으로 3촌

**대퇴부 좌측 배면**

**승부**
둔주름의 중점

전구

**은문**
대퇴이두근과 반건양근의
사이, 둔주름의 중점(승
부)에서 아래쪽으로 6촌

대퇴이두근

반건양근

내측상과

**부극**
대퇴이두근건의 내연, 슬와
횡문에서 위쪽으로 1촌

**위양**
대퇴이두근건의 내연, 슬와
횡문 상

슬와횡문

**위중**
슬와횡문의 중점

비복근

0

6
7

14

## BL36 승부

**짚는 방법** 좌골결절과 대전자의 중선과 둔주름의 교차점에 짚는다.

**해부** 대전근, 대퇴이두근장두, 〈근지〉 하둔신경, 경골신경, 〈피지〉 후대퇴피신경, [혈관] 하둔동맥
※심부에 좌골신경이 통한다.

**임상** 좌골신경통, 고관절염, 요배통 등

## BL37 은문

**짚는 방법** 승부와 위중을 연결한 선의 중간에서 위쪽으로 1촌, 대퇴이두근과 반건양근의 사이에 짚는다.

**해부** 반건양근, 대퇴이두근장두, 〈근지〉 경골신경, 〈피지〉 후대퇴피신경, [혈관] 관통동맥
※심부에 좌골신경이 통한다.

**임상** 좌골신경통, 대퇴부의 염증성질환, 요배통 등

**용어풀이** '은'은 번성, 가운데, 울려퍼지다, '문'은 드나드는 곳을 의미한다. 대퇴후측의 중앙에 있는 흔히 울리는 경혈을 의미한다.

## BL38 부극

**짚는 방법** 위양에서 위쪽으로 1촌, 대퇴이두근건의 내측연에 짚는다.

**해부** 대퇴이두근장두, 대퇴이두근단두, 〈근지〉 경골신경, 총비골신경, 〈피지〉 후대퇴피신경,
[혈관] 관통동맥
※심부는 총비골신경이 통한다.

**임상** 외측대퇴피신경통, 비골신경통, 슬관절질환 등

**용어풀이** '부'는 허물이면서 실이 아닌 것, '극'은 빈틈을 뜻한다. 간극에 위치하여 허의 양호한 반응을 보이는 경혈을 의미한다.

## BL39 위양

**짚는 방법** 슬와횡문 위에서 대퇴이두근건의 내연에 짚는다.

**해부** 대퇴이두근장두, 대퇴이두근단두, 비복근(외측두), 〈근지〉 경골신경, 총비골신경, 〈피지〉 후대퇴피신경, [혈관] 외측상슬동맥
※심부에 총비골신경이 통한다.

**임상** 비골신경통, 슬관절질환, 반신불수 등

**용어풀이** '위'는 맡기다, 구부리다의 의미가 있고 여기서는 슬와를 가리킨다. 또한 여기서의 '양'은 외측의 의미로 사용되고 있어, 슬와의 외측부에 있는 경혈을 의미한다.

## BL40 위중

**짚는 방법** 무릎을 구부렸을 때 생기는 횡문 중앙으로 슬와동맥의 박동부에 짚는다.

**해부** 〈피지〉 후대퇴피신경, [혈관] 슬와동맥 ※심부에 경골신경이 통한다.

**임상** 요배통, 좌골신경통, 슬관절질환, 류머티즘 관절염, 비출혈, 두통, 고혈압, 뇌질환 등

**용어풀이** '위'는 맡기다, 구부리다의 의미가 있고 여기서는 슬와를 가리킨다. '중'은 중앙, 즉 슬와의 중앙에 있는 경혈을 의미한다.

## BL41 부분

**짚는 방법** 제2·제3흉추극돌기 사이에서 가쪽으로 3촌에 짚는다.

**해부** 승모근, 능형근, 장늑근(건), 〈근지〉 부신경, 경신경총의 가지, 견갑배신경, 척수신경후지, 〈피지〉 흉신경후지, [혈관] 경횡동맥

**임상** 견배통, 상완신경통, 감기로 인한 항강(목 결림) 등

**용어풀이** '부'는 붙는다, 더하다, '분'은 나누다, 헤어지다의 의미를 지닌다. 소장경과 연락하여 상지의 통증에 반응하여 효과를 발휘하는 경혈을 의미한다.

# 백호 · 고황 · 신당 · 의희 · 격관

**상배부
좌측배면**

고황
제4흉추(T4)극돌기의 하연과 같은
높이, 후정중선에서 가쪽으로 3촌

백호
제3흉추(T3)극돌기의 하연과 같은
높이, 후정중선에서 가쪽으로 3촌

신도(독맥)

신주(독맥)

승모근

후정중선

궐음유(방광경)

견갑극

견봉

폐유(방광경)

견갑골

신당
제5흉추(T5)극돌기의 하
연과 같은 높이, 후정중선
에서 가쪽으로 3촌

심유(방광경)

의희
제6흉추(T6)극돌기의 하
연과 같은 높이, 후정중선
에서 가쪽으로 3촌

독유(방광경)

격유(방광경)

격관
제7흉추(T7)극돌기의 하
연과 같은 높이, 후정중선
에서 가쪽으로 3촌

견갑골내측연

영대(독맥)

지양(독맥)

T3
T4
T5
T6
T7
T8

3  1.5  0

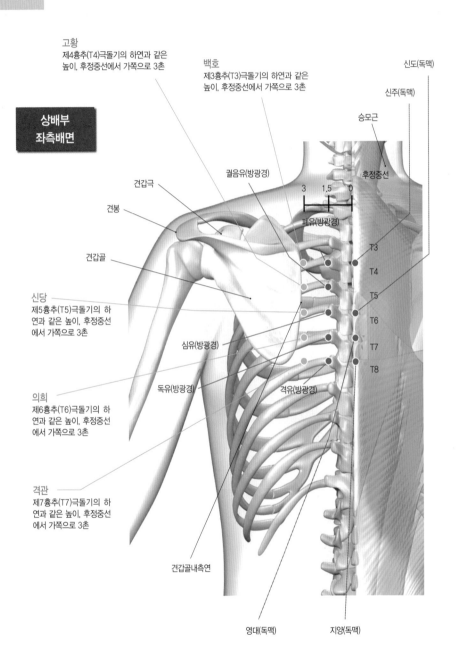

## BL42 백호

**짚는 방법** ▶ 제3 · 제4흉추극돌기 사이에서 가쪽으로 3촌에 짚는다.

**해부** 승모근, 능형근, 장늑근(건), 〈근지〉 부신경, 경시경총의 가지, 견갑배신경, 척수신경후지, 〈피지〉 흉신경후지, [혈관] 경횡동맥

**임상** 폐첨염, 천식 등의 호흡기계 질환, 견배통, 플릭텐성 결막염 등

**용어풀이** ▶ '백'은 영혼의 의미를 가지며 오장색체표의 오정에서 폐에 속하며 폐의 생기를 나타내고 있다. '호'는 출입구를 뜻하며 폐의 생기의 출입구에 있는 경혈을 의미한다.

## BL43 고황

**짚는 방법** ▶ 제4 · 제5흉추극돌기 사이에서 가쪽으로 3촌에 짚는다.

**해부** 승모근, 능형근, 장늑근(건), 〈근지〉 부신경, 경신경총의 가지, 견갑배신경, 척수신경후지, 〈피지〉 흉신경후지, [혈관] 경횡동맥

**임상** 호흡기계질환, 심장질환, 소화기계질환, 늑간신경통, 어깨 결림, 오십견 등

'고'는 기름, 살찌다. 가슴의 하방, 심장의 하부, '황'은 흉부와 복부의 사이에 있는 얇은 막을 의미하고 가슴과 심장의 하부, 즉 가로막 위에서 흉곽의 전반부를 말하며 폐, 심장, 흉막의 병을 총괄한 뜻이다. 고와 황 사이는 상당히 치료하기 어려운 부분으로 불치병이 되었을 때 '병고황에 들어간다'라고도 한다.

## BL44 신당

**짚는 방법** ▶ 제5 · 제6흉추극돌기 사이에서 가쪽으로 3촌에 짚는다.

**해부** 승모근, 능형근, 장늑근(건), 〈근지〉 부신경, 경신경총의 가지, 견갑배신경, 척수신경후지, 〈피지〉 흉신경후지, [혈관] 경횡동맥

**임상** 호흡기계질환, 심장질환, 소화기계질환, 늑간신경통, 어깨 결림, 오십견 등

'신'은 정신, 마음을 의미하며, 오장색체표의 오정에서는 마음에 속한다. 또한 '당'은 사람이 모이는 높은 건물의 뜻이 있다. 심장에 깃든 생기가 모이는 곳에 있는 경혈을 의미한다.

## BL45 의희

**짚는 방법** ▶ 제6 · 제7흉추극돌기 사이에서 가쪽으로 3촌에 짚는다.

**해부** 능형근, 장늑근(건), 〈근지〉 견갑배신경, 척수신경후지, 〈피지〉 흉신경후지, [혈관] 경횡동맥심지
※청진삼각(광배근상연, 견갑골내측연, 승모근외측연의 세변을 연결하는 삼각형)에 해당한다.

**임상** 늑간신경통, 요통, 식은 땀 등

'의'는 트림, '희'는 슬퍼하며 탄식하다. 고통으로 인해 소리치다라는 의미가 있다. 치료함으로써 트림이 나오고 통증이나 답답함이 없어지며 기분이 좋아지는 경혈을 의미한다.

## BL46 격관

**짚는 방법** ▶ 제7 · 제8흉추극돌기 사이에서 가쪽으로 3촌에 짚는다.

**해부** 광배근, 장늑근(건), 〈근지〉 흉배신경, 척수신경후지, 〈피지〉 흉신경후지, [혈관] 늑간동맥배지

**임상** 소화기계질환(식도 협착, 위분문부 질환, 위하수 등)

'격'은 가로막이나 흉막, '관'은 칸막이를 의미한다. 가로막의 증게음식물이 위를 통과하지 못하는 증상, 질환의 치료에 대한 중요한 경혈을 의미한다.

# 혼문 · 양강 · 의사 · 위창 · 황문

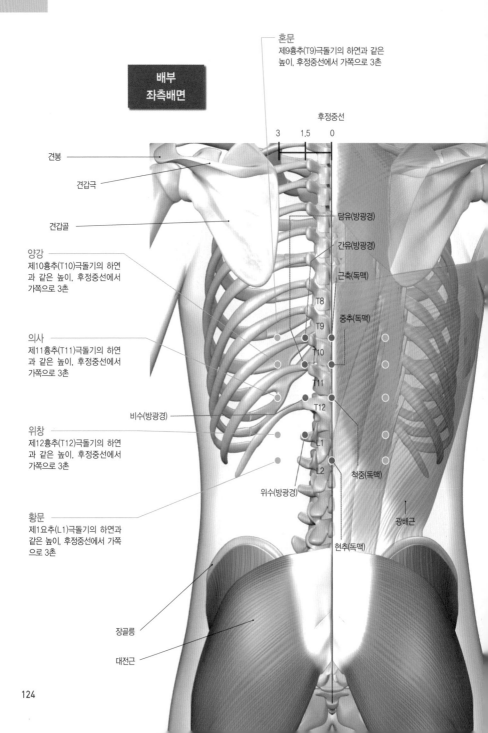

배부
좌측배면

혼문
제9흉추(T9)극돌기의 하연과 같은
높이, 후정중선에서 가쪽으로 3촌

후정중선

3   1.5   0

견봉

견갑극

견갑골

담유(방광경)

간유(방광경)

근축(독맥)

양강
제10흉추(T10)극돌기의 하연
과 같은 높이, 후정중선에서
가쪽으로 3촌

T8

중추(독맥)

T9

의사
제11흉추(T11)극돌기의 하연
과 같은 높이, 후정중선에서
가쪽으로 3촌

T10

T11

비수(방광경)

T12

위창
제12흉추(T12)극돌기의 하연
과 같은 높이, 후정중선에서
가쪽으로 3촌

L1

L2

척중(독맥)

위수(방광경)

광배근

황문
제1요추(L1)극돌기의 하연과
같은 높이, 후정중선에서 가쪽
으로 3촌

현추(독맥)

장골릉

대전근

## BL47 혼문

**짚는 방법** 제9 · 제10 흉추극돌기 사이에서 가쪽으로 3촌에 짚는다.

**해부** 광배근, 장늑근(건), 〈근피〉 흉배신경, 척수신경후지, 〈피지〉 흉신경후지, [혈관] 늑간동맥배지

**임상** 늑간신경통, 간질환 등

**용어풀이** '혼'은 영혼의 의미를 지니며 오장색체표의 오정에서는 간에 속한다. '문'은 출입구, 간장에 드나드는 곳을 의미하고 간질환의 치료에 관련된 경혈을 의미한다.

## BL48 양강

**짚는 방법** 제10 · 제11흉추극돌기 사이에서 가쪽으로 3촌에 짚는다.

**해부** 광배근, 장늑근(건), 〈근피〉 흉배신경, 척수신경후지, 〈피지〉 흉신경후지, [혈관] 늑간동맥배지

**임상** 늑간신경통, 간질환, 위경련, 담석증 등

**용어풀이** '양'은 양의 부분. '강'은 줄, 매듭을 짓는다의 의미를 가진다. 방광경의 양병에 중요한 반응점 · 치료점(경혈)을 의미한다.

## BL49 의사

**짚는 방법** 제11 · 제12흉추극돌기 사이에서 가쪽으로 3촌에 짚는다.

**해부** 광배근, 장늑근(건), 〈근피〉 흉배신경, 척수신경후지, 〈피지〉 흉신경후지, [혈관] 늑간동맥배지

**임상** 위경련, 위궤양, 위장염, 황달, 담석증 등

**용어풀이** '의'는 생각하다의 의미가 있고 오장색체표의 오정에서는 비장에 속한다. '사'는 숙소, 머물다의 의미로 비장의 정기가 깃든 곳으로 비장질환에 관련된 경혈을 의미한다.

## BL50 위창

**짚는 방법** 제12흉추 · 제1요추극돌기 사이에서 가쪽으로 3촌에 짚는다.

**해부** 광배근, 장늑근(건), 〈근피〉 흉배신경, 척수신경후지, 〈피지〉 흉신경후지, [혈관] 늑간동맥배지

**임상** 위 경련, 담석증 등의 소화기계의 복통

**용어풀이** '위'는 대창, '창'은 곡물을 저장하는 건물을 의미한다. 곡물의 용기, 즉 위를 말하며 위의 질환을 주치하는 경혈을 의미한다.

## BL51 황문

**짚는 방법** 제1 · 제2요추극돌기 사이에서 가쪽으로 3촌에 짚는다.

**해부** 광배부, 척주기립근, 〈근피〉 흉배신경, 척수신경후지, 〈피지〉 요신경후지, [혈관] 요동맥배지

**임상** 위장에 관한 질환(위경련, 위염, 십이지장 궤양, 변비 외), 신장질환(신염) 등

**용어풀이** '황'은 가로막 위의 박막으로 침이나 약의 효과가 잘 닿지 않는 곳, '문'은 출입문을 의미한다. 가로막상부의 질환에 나타나는 반응점이며, 치료점으로도 중요한 경혈을 의미한다.

# 지실 · 포황 · 질변 · 합양 · 승근

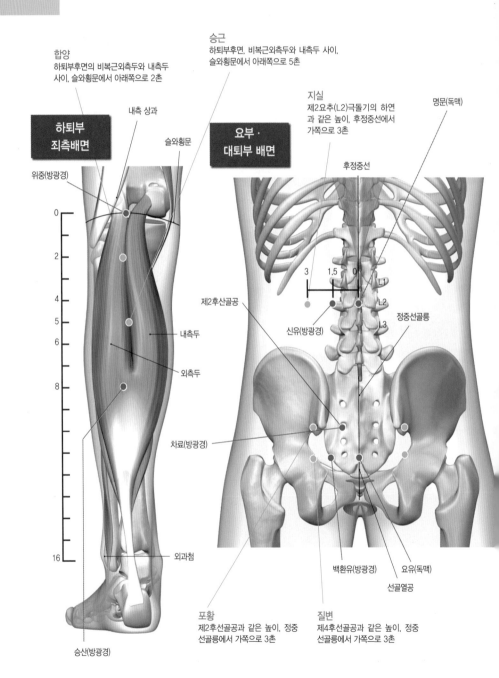

**합양**
하퇴부후면의 비복근외측두와 내측두
사이, 슬와횡문에서 아래쪽으로 2촌

**승근**
하퇴부후면, 비복근외측두와 내측두 사이,
슬와횡문에서 아래쪽으로 5촌

**지실**
제2요추(L2)극돌기의 하연
과 같은 높이, 후정중선에서
가쪽으로 3촌

명문(독맥)

내측 상과

슬와횡문

후정중선

**하퇴부
좌측배면**

**요부 ·
대퇴부 배면**

위중(방광경)

0

2

4

5

6

8

16

3    1.5    0

L1

L2

L3

제2후산골공

신유(방광경)

정중선골릉

내측두

외측두

차료(방광경)

외과첨

백환유(방광경)    요유(독맥)

선골열공

승산(방광경)

**포황**
제2후선골공과 같은 높이, 정중
선골릉에서 가쪽으로 3촌

**질변**
제4후선골공과 같은 높이, 정중
선골릉에서 가쪽으로 3촌

## BL52 지실

**짚는 방법** ▶ 제2 · 제3요추극돌기 사이에서 가쪽으로 3촌에 짚는다.

**해부** 광배근, 척주기립근, 〈근지〉흉배신경, 척수신경후지, 〈피지〉요신경후지, [혈관] 요동맥배지
**임상** 요통, 생식기계 질환 등

**용어풀이** ▶ '지'는 마음을 뜻하며 오장색체표의 오정에서는 신장에 속한다. '실'은 방, 숙소를 뜻한다. 신장의 생기가 깃든 중요한 경혈을 의미한다.

## BL53 포황

**짚는 방법** ▶ 차료와 같은 높이, 정중선골릉에서 가쪽으로 3촌에 짚는다.

**해부** 대둔근, 중둔근, 〈근지〉하둔신경, 상둔신경, 〈피지〉중둔피신경, 상둔피신경, 선골신경후지,
[혈관] 상둔동맥, 하둔동맥
**임상** 요통, 좌골신경통, 상둔신경통, 요폐, 변비 등

**용어풀이** ▶ '포'는 자궁, 정소, '황'은 중요를 뜻하고, 자궁이나 정소 질환에 효과를 발휘하는 중요한 경혈을 의미한다.

## BL54 질변

**짚는 방법** ▶ 둔열의 바로 위에 선골열공이 만져지고 그 함요부의 요유(독맥)에서 가쪽으로 3촌에 짚는다.

**해부** 대둔근, 중둔근, 〈근지〉하둔신경, 상둔신경, 〈피지〉중둔피신경, 상둔피신경, 선골신경후지,
[혈관] 상둔동맥, 하둔동맥
**임상** 직장염이나 이급후중(무지근한 배), 치질 등

**용어풀이** ▶ '질'은 쌓아올리다, 벼 다발을 쌓는 형태. '변'은 언저리, 근처의 뜻을 가진다. 본혈에서 방광경이 우회하기 때문에 좌우의 경락을 맞추면 벼 다발을 쌓아올린 듯한 형상으로 생긴 경혈을 의미한다.

## BL55 합양

**짚는 방법** ▶ 위중과 승산을 연결하는 선상, 위중에서 아래쪽으로 2촌 부위에 짚는다.

**해부** 비복근, 〈근지〉경골신경, 〈피지〉내측비복피신경, [혈관] 후경골동맥
**임상** 요배통, 하퇴부의 경련, 자궁출혈, 정소염 등

**용어풀이** ▶ '양'은 '합'한다는 뜻으로 질변에서 하행한 분지가 본혈에서 본경으로 합쳐지는데서 온 경혈명이다.

## BL56 승근

**짚는 방법** ▶ 위중과 승산을 연결하는 선의 중간에서 아래쪽으로 1촌 부위에 짚는다.

**해부** 비복근, 〈근지〉경골신경, 〈피지〉내측비복피신경, [혈관] 후경골동맥
**임상** 전근(쥐가 남), 요배통 등

**용어풀이** ▶ '승'은 삼가받다, 받다. '근'은 힘줄, 근육을 뜻한다. 근육을 받는다, 즉 전근(쥐가 남)을 주로 치료하는 경혈을 의미한다.

# 승산 · 비양 · 부양 · 곤륜 · 복삼

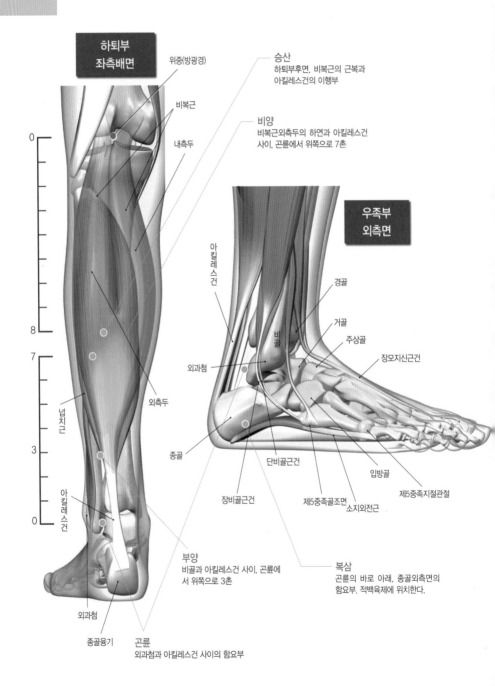

**하퇴부
좌측배면**

위중(방광경)

비복근

내측두

**승산**
하퇴부후면, 비복근의 근복과
아킬레스건의 이행부

**비양**
비복근외측두의 하연과 아킬레스건
사이, 곤륜에서 위쪽으로 7촌

**우족부
외측면**

아
킬
레
스
건

경골

거골

주상골

장모지신근건

비
골

외과첨

넙치근

종골

단비골근건

입방골

제5중족지절관절

아
킬
레
스
건

장비골근건

제5중족골조면

소지외전근

외과첨

종골융기

**곤륜**
외과첨과 아킬레스건 사이의 함요부

**부양**
비골과 아킬레스건 사이, 곤륜에
서 위쪽으로 3촌

**복삼**
곤륜의 바로 아래, 종골외측면의
함요부. 적백육제에 위치한다.

## BL57 승산

**짚는 방법** 아킬레스건의 후면을 쓸어올렸을 때, 손가락이 멈추는 부분(위중에서 아래쪽으로 8촌)에 짚는다.

**해부** 비복근, 아킬레스건, 〈근지〉 경골신경, 〈피지〉 내측비복피신경, [혈관] 후경골동맥
**임상** 경골신경통, 족근통, 전근(쥐가 남) 등

**용어풀이** '승'은 받다, '산'은 여기에서는 비복근의 근복을 가리키며 비복근의 높이 아래에 있는 경혈을 의미한다.

## BL58 비양

**짚는 방법** 승산에서 외측 아래쪽으로 1촌, 비복근외측두의 하연과 아킬레스건 사이에 짚는다.

**해부** 비복근, 넙치근, 아킬레스건, 〈근지〉 경골신경, 〈피지〉 외측비복피신경, [혈관] 비골동맥
**임상** 좌골신경통, 각기, 어지럼증, 소아 경련 등

**용어풀이** '비'는 날다, 뛰어 오르다, 높다. '양'은 방광경 또는 하퇴외측을 뜻한다. 방광경의 본경이 승산에서 높이 솟은 하퇴외측부에 위치한다. 방광경의 양증 치료에 사용되는 경혈을 의미한다.

## BL59 부양

**짚는 방법** 곤륜에서 위쪽으로 3촌, 단비골근건과 아킬레스건 사이에 짚는다.

**해부** 단비골근, 넙치근, 아킬레스건, 〈근지〉 천저골신경, 경골신경, 〈피지〉 비복신경, [혈관] 비골동맥
**임상** 좌골신경통, 족관절염 및 류머티즘 관절염, 하지 경련 및 마비, 족근통 등

**용어풀이** '부'는 흙이 솟아 올라 높게 되는 곳(여기서는 족배를 가리킨다), '양'은 양병을 뜻한다. 족배의 병에 효과가 있는 경혈을 의미한다.

## BL60 곤륜

**짚는 방법** 외과첨과 아킬레스건 사이의 함요부에 짚는다.

**해부** 아킬레스건, 〈피지〉 비복신경, [혈관] 비골동맥
**임상** 좌골신경통, 족관절염 및 류머티즘 관절염, 족배통, 각기, 계명성 설사(새벽 쪽 가장 기온이 떨어진 닭이 울 무렵 때에 일어나는 설사) 등

**용어풀이** 곤륜은 중국의 서방에 위치한 영산으로 여기서는 비골을 곤륜산맥으로 보고, 그 기슭에 있는 경혈을 의미한다.

## BL61 복삼

**짚는 방법** 외과첨의 후하방, 종골융기의 전하방, 족배과 족저의 경계선에 짚는다.

**해부** 〈피지〉 외측종골지(비복신경의 가지), [혈관] 종골지(비골종맥의 가지)
**임상** 건초염(아킬레스건), 족근통, 족관절염 및 류머티즘 관절염 등

**용어풀이** '복'은 종, 따르다, '삼'은 오다, 지나가는 것을 뜻한다. 곤륜에 오가는 길목에 있는 경혈을 의미한다.

# 신맥·금문·경골·속골·족통곡·지음

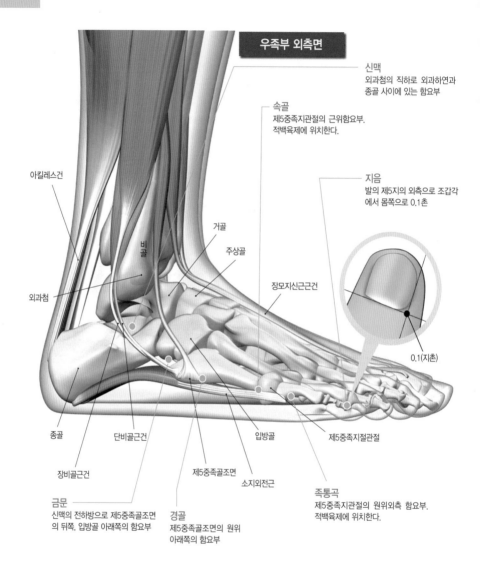

우족부 외측면

신맥
외과첨의 직하로 외과하연과
종골 사이에 있는 함요부

속골
제5중족지관절의 근위함요부.
적백육제에 위치한다.

지음
발의 제5지의 외측으로 조갑각
에서 몸쪽으로 0.1촌

0.1(지촌)

아킬레스건

거골

주상골

비골

장모지신근근건

외과첨

종골

단비골근건

입방골

제5중족지절관절

장비골근건

제5중족골조면

소지외전근

금문
신맥의 전하방으로 제5중족골조면
의 뒤쪽, 입방골 아래쪽의 함요부

경골
제5중족골조면의 원위
아래쪽의 함요부

족통곡
제5중족지관절의 원위외측 함요부.
적백육제에 위치한다.

## BL62 신맥

**짚는 방법** 외과첨의 바로 아래, 장비골근건의 상연에 짚는다.

**해부** 장비골근(건), 단비골근(건), 〈근지〉 천비골신경, 〈피지〉 외측족배피신경, [혈관] 외과동맥망(비골동맥의 가지)

**임상** 족관절의 염증, 염좌 등

**용어풀이** '신'은 말하다, 분명함, '맥'은 경맥을 뜻한다. 외과의 아래쪽으로 동맥이 확실하게 만져지는 곳에 있는 경혈을 의미한다.

## BL63 금문

**짚는 방법** 종골외면의 하연을 손가락으로 뒤쪽에서 앞쪽으로 쓰다듬을 때 손가락이 멈추는 곳에 짚는다.

**해부** 장비골근(건), 단비골근(건), 〈근지〉 천조골신경, 〈피지〉 외측족배피신경, [혈관] 외과동맥망(외측족근동맥의 가지)

**임상** 두통, 간질, 탈장, 전근(쥐가 남), 소아 경련, 좌골신경통, 족배통 등

**용어풀이** '금'은 중요, '문'은 출입구를 뜻한다. 방광경의 극혈로서 급성 증상에 대해 중요한 반응점·치료점임을 의미한다.

## BL64 경골

**짚는 방법** 제5중족골조면의 전연에서, 족배와 족저 피부의 경계선에 짚는다.

**해부** 소지외전근, 〈근지〉 외측족저신경, 〈피지〉 외측족배피신경, [혈관] 외측족근동맥의 가지

**임상** 족배통, 족저통 등

**용어풀이** '경골'은 현재 제5중족골을 뜻한다. 본혈은 그 부분에 있는데 원혈로서 중요한 경혈을 의미한다.

## BL65 속골

**짚는 방법** 제5중족골의 외연을 손가락으로 뒤쪽에서 앞쪽으로 쓰다듬을 때 손가락이 멈추는 곳에 짚는다.

**해부** 소지외전근, 단비골근, 〈근지〉 외측족저신경(경골신경), 천비골신경, 〈피지〉 외측족배피신경(비복신경의 가지), 천비골신경, [혈관] 배측지동맥

**임상** 고혈압, 뇌일혈, 짓무른 눈, 누관폐색, 요통, 비골신경통, 족소지 마비 등

**용어풀이** '속골'의 경혈명의 유래는 분명치 않다. 단, 본혈의 일명 자골에 대해서는 이 부분의 골제에 침을 꽂아 치료 효과가 올라가는 경혈을 의미한다.

## BL66 족통곡

**짚는 방법** 제5중족지절관절의 원위외측에 있는 함요부에 짚는다.

**해부** 〈피지〉 외측족배피신경(비복신경의 가지), 천비골신경, [혈관] 배측지동맥

**임상** 족소지 마비 등

**용어풀이** 경맥이 흘러 통하는 곳에 있는 경혈을 의미한다.

## BL67 지음

**짚는 방법** 발의 제5지로 조갑외측연의 수직선과 조갑기저부의 수평선의 교차점에 짚는다.

**해부** 〈피지〉 외측족배피신경(비복신경의 가지), [혈관] 배측지동맥

**임상** 난산의 명구혈, 태아의 위치불량(오른쪽 지음), 감기로 인한 늑간신경통이나 측흉통, 비공폐쇄, 눈 충혈 등

**용어풀이** '지'는 이르다, '음'은 소음신경을 가리키며 이곳에서 맥기가 나누어져 소음신경의 용천에 이르는 경혈을 의미한다.

# 8 족소음신경

방광경의 맥기를 받아 발의 제5지의 아래에서 일어나 발바닥을 지나 내과에서 하퇴후내측을 올라가 슬와내단(음곡혈)으로 들어간다. 대퇴내측을 상행하여 장강혈과 만나 치골상연으로 가서 복부를 상행해, 황유혈에서 신장에 귀속해 내려와 관원혈, 중극혈의 부로 방광을 거친다. 1지는 신장에서 복부정중선의 옆을 올라가 간, 가로막을 관통하여 폐로 들어가 기관, 후두, 설근으로 간다. 다른 한 가지는 폐에서 심장을 감싸 흉중에 붓는다.

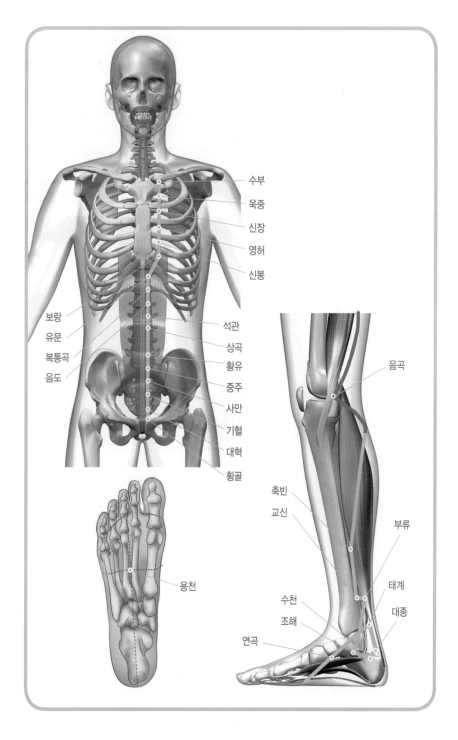

수부
욱중
신장
영허
신봉

보랑
유문
복통곡
음도

석관
상곡
황유
중주
사만
기혈
대혁
횡골

음곡

축빈
교신

부류

태계
대종

용천

수천
조해
연곡

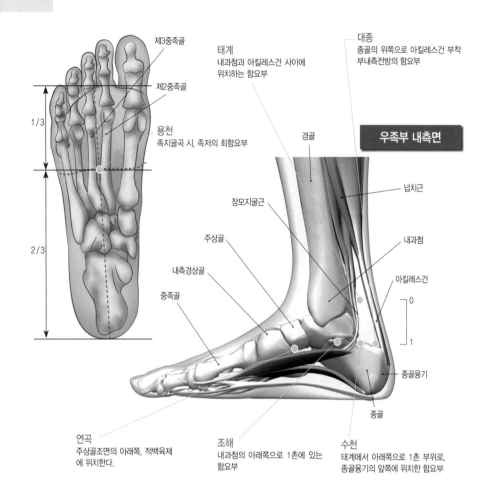

제3중족골

제2중족골

1/3

용천
족지굴곡 시, 족저의 최함요부

2/3

태계
내과첨과 아킬레스건 사이에
위치하는 함요부

대종
종골의 위쪽으로 아킬레스건 부착
부내측전방의 함요부

경골

우족부 내측면

장모지굴근

넙치근

주상골

내과첨

내측경상골

아킬레스건

중족골

종골융기

종골

연곡
주상골조면의 아래쪽, 적백육제
에 위치한다.

조해
내과첨의 아래쪽으로 1촌에 있는
함요부

수천
태계에서 아래쪽으로 1촌 부위로,
종골융기의 앞쪽에 위치한 함요부

## KI1 용천

**짚는 방법** ▶ 족지를 구부릴 때, 족저부에서 제2 · 제3지 사이의 물갈퀴와 뒤꿈치를 연결하는 선상에서 물갈퀴에서 1/3 지점에 짚는다.

**해부** 족저건막, 단지굴근, 〈근지〉 내측족저신경, 〈피지〉 내측족저신경, [혈관] 저측중족동맥

**임상** 신장질환(급성 · 만성신염, 부종), 심장질환, 동맥경화, 고혈압, 어지럼증, 편도염, 하지마비, 족저통, 생식기계 질환으로 인한 하복부의 냉감 · 열감 · 응어리 등

**용어풀이** ▶ '용'은 솟는다. 자연히 물이 솟는다 등의 의미, '천'은 샘물, 근원 등의 의미이므로 신경의 맥기가 솟아나기 시작하는 장소를 의미한다.

## KI2 연곡

**짚는 방법** ▶ 내과의 앞아래에서, 주상골의 뾰족한 곳 아래, 내측 설상골과의 사이 함요부에 짚는다.

**해부** 후경골근(건), 모지외전근, 〈근지〉 경골신경, 내측족저신경, 〈피지〉 내측족저신경, [혈관] 내측족저동맥

**임상** 인후통, 편도염, 방광염, 족저통 등

**용어풀이** ▶ '연'은 불타오르다, 굽는다의 의미를 지니며 연골은 주상골을 가리킨다. '곡'은 계곡에 산골짜기의 오목함을 의미한다. 또한 주상골 근처에서 경기가 타 모이는 곳. 즉 영혈이라는 것을 의미한다.

## KI3 태계

**짚는 방법** ▶ 내과첨과 아킬레스건 사이에서, 후경골동맥박동부에 짚는다.

**해부** 장지굴근, 아킬레스건, 〈근지〉 경골신경, 〈피지〉 복재신경, [혈관] 후경골동맥

**임상** 신염, 위축신 등 신장질환, 편도염, 중이염, 족관절염 및 류머티즘 관절염 등

**용어풀이** ▶ '태'는 굵다, 중요, '계'는 길쭉한 계곡, 움푹 들어간 곳, 지나는 길을 뜻한다. 신경의 맥기가 이곳에 모이는 원혈로서 중요한 경혈을 의미한다.

## KI4 대종

**짚는 방법** ▶ 태계에서 아래쪽으로 종골상제, 아킬레스건의 앞쪽으로 함요부에 짚는다.

**해부** 아킬레스건, 〈피지〉 복재신경, [혈관] 후경골동맥

**임상** 인후통, 요통, 경골신경통 등

**용어풀이** ▶ 대종 경혈명의 유래는 분명하지 않지만 '대'는 크다, 중요, '종'은 종, 붙는다라는 의미가 있어서 내과 또는 종골을 범종으로 간주하여 그 근처에 있는 중요한 경혈이라는 것을 추측할 수 있다.

## KI5 수천

**짚는 방법** ▶ 태계에서 아래쪽으로 그은 선과 조해에서 후방으로 그은 선의 교차점으로 종골융기 전방의 함요부에 짚는다.

**해부** 〈피지〉 복재신경, 내측종골지(경골신경의 가지), [혈관] 종골지(후경골동맥의 가지)

**임상** 월경불순이나 자궁경련 출혈 등의 부인과계 질환, 방광 경련, 종골통 등

**용어풀이** ▶ '수'는 물의 의미를 가지며, 오장색체표의 오행으로는 신장에 속한다. 또한 '천'은 샘물, 근원을 의미하고 신경경맥의 근원으로 신경의 질환의 반응점 · 치료점으로서 극혈의 중요성에 의미있는 경혈명이다.

## KI6 조해

**짚는 방법** ▶ 내과첨에서 아래쪽으로 1촌, 종골상연에서 바로 아래 함요부에 짚는다.

**해부** 후경골근(건), 장지굴근(건), 〈근지〉 경골신경, 〈피지〉 복재신경, [혈관] 후경골동맥

**임상** 부인과계질환(특히 월경불순, 자궁내막염) 등

**용어풀이** ▶ '조'는 비추다, 분명히, '해'는 넓고 많이 모이는 것을 의미한다. 신경질환에 있어서 사기가 많이 모이는 곳을 의미한다.

# 부류·교신·축빈·음곡·횡골·대혁

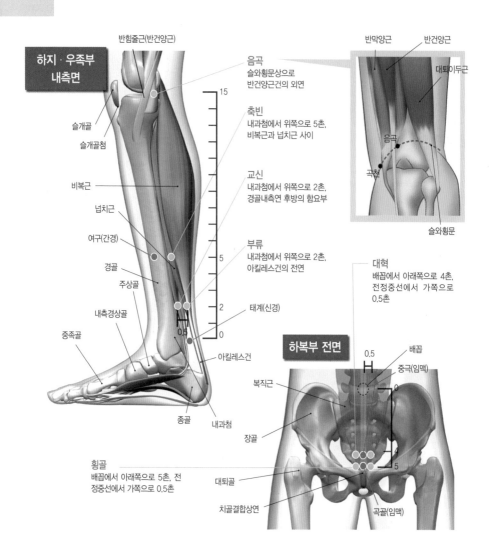

**하지·우족부 내측면**

반힘줄근(반건양근)

음곡
슬와횡문상으로
반건양근건의 외연

축빈
내과첨에서 위쪽으로 5촌,
비복근과 넙치근 사이

교신
내과첨에서 위쪽으로 2촌,
경골내측연 후방의 함요부

부류
내과첨에서 위쪽으로 2촌,
아킬레스건의 전연

슬개골
슬개골첨
비복근
넙치근
여구(간경)
경골
주상골
내측경상골
중족골

태계(신경)

아킬레스건
종골
내과첨

반막양근
반건양근
대퇴이두근

음곡
곡천

슬와횡문

대혁
배꼽에서 아래쪽으로 4촌,
전정중선에서 가쪽으로
0.5촌

**하복부 전면**

복직근
장골
대퇴골
치골결합상연

0.5
배꼽
중극(임맥)
곡골(임맥)

횡골
배꼽에서 아래쪽으로 5촌, 전
정중선에서 가쪽으로 0.5촌

## KI7 부류

**짚는 방법** 태계에서 위쪽으로 2촌, 아킬레스건과 장지굴근 사이에 짚는다. 교신과 같은 높이에서 뒤쪽으로 0.5촌

**해부** 장모지굴근, 장지굴근, 넙치근, 아킬레스건, 〈근지〉 경골신경, 〈피지〉 복재신경. [혈관] 후경골동맥

**임상** 신허증(특히 부인병이나 정력감퇴 등의 생식기계 질환과 비뇨기계질환), 심장질환, 고혈압, 뇌혈관 질환, 요통, 각기, 이비과계 질환 등

**용어풀이** '부'는 겹친다, '류'는 쌓인다 등의 의미가 있고 신경의 병변이 사기로서 서로 겹쳐져 머무는 반응점을 의미한다.

## KI8 교신

**짚는 방법** 부류와 경골내연후제 사이에 짚는다. 부류와 같은 높이에서 앞쪽으로 0.5촌

**해부** 후경골근, 장지굴근, 〈근지〉 경골신경, 〈피지〉 복재신경. [혈관] 후경골동맥

**임상** 신허증(특히 부인변이나 정력감퇴 등의 생식기계 질환과 비뇨기계 질환), 심장질환, 고협압, 뇌혈관질환, 요통, 각기, 이비과계질환 등

**용어풀이** '교'는 교차하다, 교제하다, 서로 교환하다, '신'은 참, 방문, 소식 등을 의미한다. 신경과 기경의 음교맥이 교차하고 맥기가 찾아오는 경혈을 의미한다.

## KI9 축빈

**짚는 방법** 태계(신경)와 음곡을 연결하는 선상으로 태계에서 1/3의 부분에서 비복근과 넙치근 사이에 짚는다. 여구(간경)와 같은 높이

**해부** 넙치근, 비복근, 아킬레스건, 〈근지〉 경골신경, 〈피지〉 복재신경. [혈관] 후경골동맥

**임상** 해독, 비복근 경련, 각기 등

**용어풀이** '축'은 구축하다, 절굿공이로 흙을 다진다, '빈'은 대접하다, 이끌다 등을 의미한다. 비복근의 분육 사이에 신경의 경맥을 이끄는 경혈을 의미한다.

## KI10 음곡

**짚는 방법** 무릎을 구부릴 때 생기는 슬와횡문 위에서, 반건양근건의 외측연에 짚는다.

**해부** 반건양근(건), 반막양근건, 비복근(내측두), 〈근지〉 경골신경, 〈피지〉 복재신경. [혈관] 내측하슬동맥

**임상** 생식기계질환(특히 출혈로 인한 하복통), 슬관절염 및 류머티즘 관절염

**용어풀이** '음'은 그림자, 여기서는 음경, 음병을 뜻하며 '곡'은 계곡, 산골짜기의 움푹 들어간 곳을 의미한다. 슬관절의 후내측부에 있는 음경병에 잘 반응하는 경혈을 의미한다.

## KI11 횡골

**짚는 방법** 치골결합상연의 중점, 곡골(임맥)에서 가쪽으로 0.5촌에 짚는다.

**해부** 추체근, 복직근, 〈근지〉 늑간신경, 〈피지〉 장골하복신경(전피지), 장골서경신경. [혈관] 천복벽동맥, 하복벽동맥

**임상** 비뇨기계질환, 생식기계질환 등

**용어풀이** '횡'은 가로, '골'은 뼈를 뜻한다. 횡골은 현재 치골을 가리키며 그 근처에 있는 경혈을 의미한다.

## KI12 대혁

**짚는 방법** 곡골에서 위쪽으로 1촌, 중극(임맥)에서 가쪽으로 0.5촌에 짚는다.

**해부** 복직근, 〈근지〉 늑간신경, 〈피지〉 장골하복신경(전피지), [혈관] 천복벽동맥, 하복벽동맥

**임상** 비뇨기계질환, 생식기계질환 등

**용어풀이** 대혁의 경혈명의 유래는 분명하지 않지만, '대'는 크다, 중요, '혁'은 붉다, 빛나다, 불이 타다를 뜻한다. 경기가 타오르는 중요한 경혈을 의미한다고 짐작된다.

# 기혈 · 사만 · 중주 · 황유 · 상곡

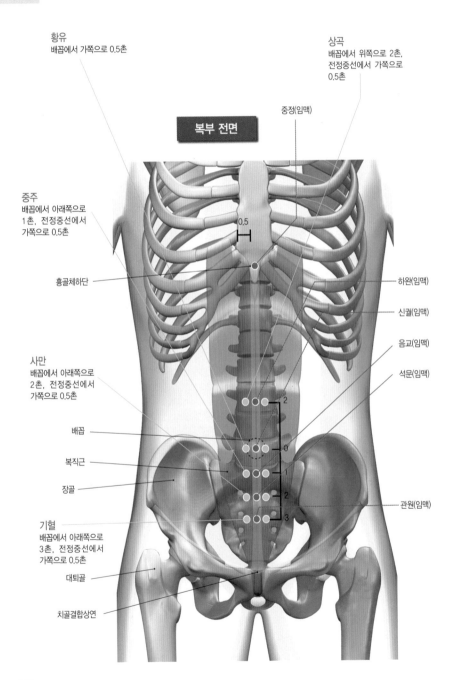

**황유**
배꼽에서 가쪽으로 0.5촌

**상곡**
배꼽에서 위쪽으로 2촌,
전정중선에서 가쪽으로
0.5촌

중정(임맥)

복부 전면

**중주**
배꼽에서 아래쪽으로
1촌, 전정중선에서
가쪽으로 0.5촌

0.5

흉골체하단

하완(임맥)

신궐(임맥)

음교(임맥)

석문(임맥)

**사만**
배꼽에서 아래쪽으로
2촌, 전정중선에서
가쪽으로 0.5촌

배꼽

복직근

장골

**기혈**
배꼽에서 아래쪽으로
3촌, 전정중선에서
가쪽으로 0.5촌

대퇴골

치골결합상연

관원(임맥)

## KI13 기혈

**짚는 방법** ▶ 배꼽에서 아래쪽으로 3촌, 관원(임맥)에서 가쪽으로 0.5촌에 짚는다.

**해부** 복직근, 〈근지〉 늑간신경, 〈피지〉 늑간신경(전피지), 장골하복신경(전피지), [혈관] 천복벽동맥, 하복벽동맥

**임상** 부인과계질환(특히 자궁근종, 월경불순), 신염, 방광마비, 요배통 등

**용어풀이** ▶ '기'는 정기, 에너지, '혈'은 구멍, 입구를 뜻하며 바로 정기가 생기는 곳을 의미한다. 또 본혈의 다른 이름인 포문, 자호는 모두 자궁으로, 본혈이 자궁질환에 효과적인 경혈임을 의미하고 있다.

## KI14 사만

**짚는 방법** ▶ 배꼽에서 아래쪽으로 2촌, 석문(임맥)에서 가쪽으로 0.5촌에 짚는다.

**해부** 복직근, 〈근지〉 늑간신경, 〈피지〉 늑간신경(전피지), [혈관] 천복벽동맥, 하복벽동맥

**임상** 만성신염, 복부냉감, 월경불순 등

**용어풀이** ▶ '사'는 사방, 회전, 초음(음수의 시작), '만'은 차다, 화내다, 걱정하다 등을 뜻한다. 음경병에 생기는 복만의 증후에 효과가 있는 경혈을 의미한다.

## KI15 중주

**짚는 방법** ▶ 배꼽에서 아래쪽으로 1촌, 음교(임맥)에서 가쪽으로 0.5촌에 짚는다.

**해부** 복직근, 〈근지〉 늑간신경, 〈피지〉 늑간신경(전피지), [혈관] 천복벽동맥, 하복벽동맥

**임상** 대장 복통, 만성장염, 소화불량, 요통 등

**용어풀이** ▶ '중'은 속, 해당하다, '주'는 붓다의 뜻. 경맥이 안으로 쏠려 쏟아져 신장을 둘러싸는 것을 의미한다.

## KI16 황유

**짚는 방법** ▶ 배꼽, 신궐(임맥)에서 가쪽으로 0.5촌에 짚는다.

**해부** 복직근, 〈근지〉 늑간신경, 〈피지〉 늑간신경(전피지), [혈관] 천복벽동맥, 하복벽동맥, 상복벽동맥

**임상** 신장질환, 당뇨병, 만성 설사, 변비 등

**용어풀이** ▶ '황'은 가로막 위에 있는 얇은 막으로, 침이나 약의 효과가 미치기 어려운 곳, '유'는 붓다, 쏟다, 고치다를 뜻한다. 황에 쓰는 경혈을 의미한다.

## KI17 상곡

**짚는 방법** ▶ 배꼽에서 위쪽으로 2촌, 하완(임맥)에서 가쪽으로 0.5촌에 짚는다.

**해부** 복직근, 〈근지〉 늑간신경, 〈피지〉 늑간신경(전피지), [혈관] 늑간동맥, 상복벽동맥

**임상** 복통, 위 경련 등

**용어풀이** ▶ '상'은 장사의 의미를 가지며, 오장색체표의 오음으로는 폐에 속한다. 반면 '곡'은 구부러지다의 의미가 있다. 즉, 신경의 경맥이 이 경혈에서 복중으로 들어가 신장에 굴곡된 뒤 폐에 속해 있다는 의미이다.

# 석관 · 음도 · 복통곡 · 유문 · 보랑

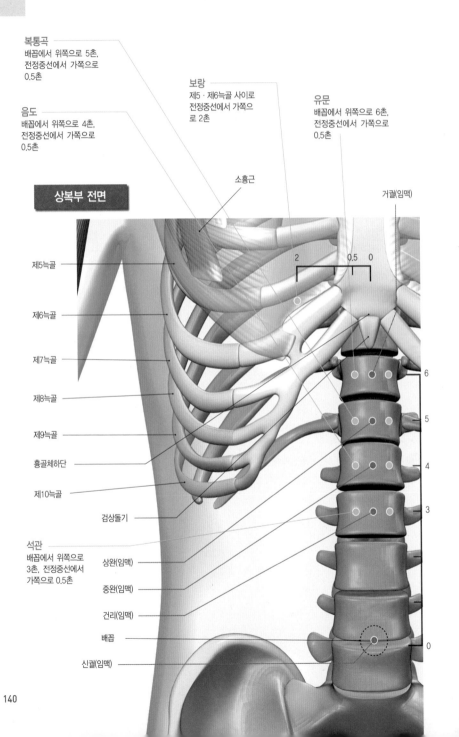

**복통곡**
배꼽에서 위쪽으로 5촌,
전정중선에서 가쪽으로
0.5촌

**보랑**
제5 · 제6늑골 사이로
전정중선에서 가쪽으
로 2촌

**유문**
배꼽에서 위쪽으로 6촌,
전정중선에서 가쪽으로
0.5촌

**음도**
배꼽에서 위쪽으로 4촌,
전정중선에서 가쪽으로
0.5촌

소흉근

거궐(임맥)

**상복부 전면**

제5늑골

제6늑골

제7늑골

제8늑골

제9늑골

흉골체하단

제10늑골

검상돌기

**석관**
배꼽에서 위쪽으로
3촌, 전정중선에서
가쪽으로 0.5촌

상완(임맥)

중완(임맥)

건리(임맥)

배꼽

신궐(임맥)

## KI18 석관

**짚는 방법** 배꼽에서 위쪽으로 3촌, 건리(임맥)에서 가쪽으로 0.5촌에 짚는다.

**해부** 복직근, 〈근지〉 늑간신경, 〈피지〉 늑간신경(전피지), [혈관] 늑간동맥, 상복벽동맥
**임상** 복통, 위경련 등

**용어풀이** '석'은 돌, 단단하다. '관'은 관문, 빗장, 경계 등의 의미를 갖는데 석관이란 경혈명의 유래는 명확하지 않다.

## KI19 음도

**짚는 방법** 배꼽에서 위쪽으로 4촌, 중완(임맥)에서 가쪽으로 0.5촌에 짚는다.

**해부** 복직근, 〈근지〉 늑간신경, 〈피지〉 늑간신경(전피지), [혈관] 늑간동맥, 상복벽동맥
**임상** 위염, 위궤양 등의 위장질환, 천식, 기침, 간염 등

**용어풀이** '음'은 음경, '도'는 수도, 사람이 많이 모이는 곳을 뜻한다. 음기가 많이 모이는 반응점·치료점으로 신경의 중요 혈을 의미한다.

## KI20 복통곡

**짚는 방법** 배꼽에서 위쪽으로 5촌, 상완(임맥)에서 가쪽으로 0.5촌에 짚는다.

**해부** 복직근, 〈근지〉 늑간신경, 〈피지〉 늑간신경(전피지), [혈관] 늑간동맥, 상복벽동맥
**임상** 위염, 위궤양 등의 위장질환, 천식, 기침, 간염 등

**용어풀이** '통'은 통과한다. '곡'은 계곡, 산골짜기의 움푹 들어간 곳을 뜻한다. 중국고래의 의학서에 '골짜기 길은 비장으로 통한다'라고 해서 본혈은 비위질환을 치료하는 요혈로 수곡을 통과하는 길이다.

## KI21 유문

**짚는 방법** 배꼽에서 위쪽으로 6촌, 거궐(임맥)에서 가쪽으로 0.5촌에 짚는다.

**해부** 복직근, 〈근지〉 늑간신경, 〈피지〉 늑간신경(전피지), [혈관] 늑간동맥, 상복벽동맥
**임상** 위장질환(구토, 복부팽만), 기침, 늑간신경통 등

**용어풀이** '유'는 희미한, 어둡다. '문'은 입구를 뜻한다. 위장질환에 좋은 경혈이지만 해부학적으로 봤을 때 위에서 장으로 이어지는 곳이며 희미한 문, 즉 흉강으로 통하는 문호로 되어 있다.

## KI22 보랑

**짚는 방법** 제5늑간으로, 전정중선에서 가쪽으로 2촌에 짚는다.

**해부** 대흉근, 늑간근, 〈근지〉 내측·외측흉근신경, 늑간신경, 〈피지〉 늑간신경(전피지), [혈관] 흉견봉동맥, 내흉동맥
**임상** 심장질환(협심증, 심내막염, 심낭염 등), 폐·기관지질환, 늑간신경통 등

**용어풀이** '보'는 걷는다. 일의 진행상황. '랑'은 복도로, 건너가는 복도를 의미하는데 여기에서는 흉부신경의 경맥이 복부에서 흉부로 연결되어 흉골측연을 따라 상행하는 첫 번째 경혈을 의미한다.

# 신봉 · 영허 · 신장 · 욱중 · 유부

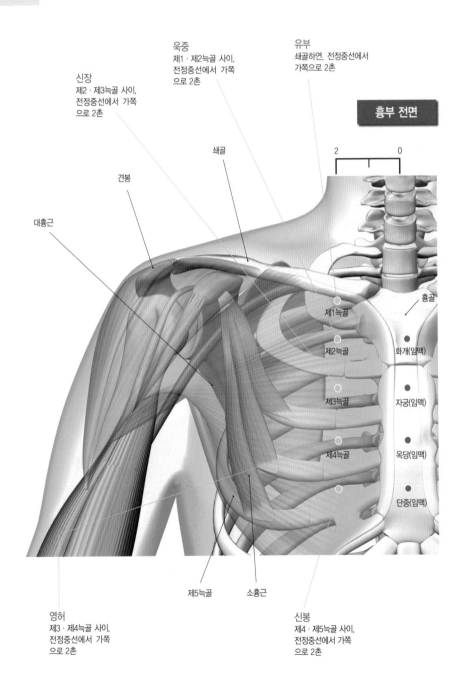

**욱중**
제1 · 제2늑골 사이,
전정중선에서 가쪽
으로 2촌

**유부**
쇄골하연, 전정중선에서
가쪽으로 2촌

**신장**
제2 · 제3늑골 사이,
전정중선에서 가쪽
으로 2촌

**흉부 전면**

쇄골

견봉

대흉근

2      0

제1늑골

제2늑골

제3늑골

제4늑골

흉골

화개(임맥)

자궁(임맥)

옥당(임맥)

단중(임맥)

제5늑골     소흉근

**영허**
제3 · 제4늑골 사이,
전정중선에서 가쪽
으로 2촌

**신봉**
제4 · 제5늑골 사이,
전정중선에서 가쪽
으로 2촌

## KI23 신봉

**짚는 방법** 제4늑간에서, 흉골전면의 정중선, 단중(임맥)의 가쪽으로 2촌에 짚는다.

**해부** 대흉근, 늑간근, 〈근지〉 내측 · 외측흉근신경, 늑간신경, 〈피지〉 늑간신경(전피지), [혈관] 흉견봉동맥, 내흉동맥

**임상** 심장질환(협심증, 심내막염, 심낭염 등), 폐 · 기관지질환, 늑간신경통 등

**용어풀이** '신'은 천지의 신, 영혼, 정신, 마음 등의 의미를 지니며, 오장색체표의 오정에서는 심장에 속한다. '봉'은 영토, 칸막이, 경계, 닫다 등의 의미를 가진다. 여기서부터 심장부분에 있는 경혈을 의미한다.

## KI24 영허

**짚는 방법** 제3늑간에서, 흉골전면의 정중선, 옥당(임맥)의 가쪽으로 2촌에 짚는다.

**해부** 대흉근, 늑간근, 〈근지〉 내측 · 외측흉근신경, 늑간신경, 〈피지〉 늑간신경(전피지), [혈관] 흉견봉동맥, 내흉동맥

**임상** 심장질환(협심증, 심내막염, 심낭염 등), 폐 · 기관지질환, 늑간신경통 등

**용어풀이** '영'은 영혼, 신령을, '허'는 나중, 큰 언덕, 신불을 모신 큰 언덕을 나타내고 있어, 심장을 뜻한다. 심장부에 있는 경혈을 의미한다.

## KI25 신장

**짚는 방법** 제2늑간에서, 흉골전면의 정중선, 자궁(임맥)의 가쪽으로 2촌에 짚는다.

**해부** 대흉근, 늑간근, 〈근지〉 내측 · 외측흉근신경, 늑간신경, 〈피지〉 늑간신경(전피지), [혈관] 흉견봉동맥, 내흉동맥

**임상** 심장질환(협심증, 심내막염, 심낭염 등), 폐 · 기관지질환, 늑간신경통 등

**용어풀이** '신'은 신봉과 같이 심장, '장'은 창고, 숨기다, 덮어 숨기다의 의미이다. 정신을 내포하는 것, 요컨대 심장부에 있는 경혈을 의미한다.

## KI26 욱중

**짚는 방법** 제1늑간에서, 흉골전면의 정중선, 화개(임맥)의 가쪽으로 2촌에 짚는다.

**해부** 광경근, 대흉근, 늑간근, 〈근지〉 안면신경(경지), 내측 · 외측흉근신경, 늑간신경, 〈피지〉 쇄골상신경, 늑간신경(전피지), [혈관] 흉견봉동맥, 내흉동맥

**임상** 인후염, 천식, 기관지염 등의 호흡기계질환, 늑간신경통 등

**용어풀이** '욱'은 무늬, 솔이나 붓으로 그린 털 사이의 막간(단락), 다시 말해 늑골의 형상을 나타내고 있다. '중'은 속, 맞다를 의미하고 늑골 속, 이른바 늑간에 있는 경혈을 의미한다.

## KI27 유부

**짚는 방법** 전정중선에서 가쪽으로 2촌, 쇄골하연에 짚는다.

**해부** 광경근, 대흉근, 쇄골하근, 〈근지〉 안면신경(경지), 내측 · 외측흉근신경, 쇄골하근신경, 〈피지〉 쇄골상신경, [혈관] 흉견봉동맥, 내흉동맥

**임상** 인후염, 천식, 기관기염 등의 호흡기계질환, 늑간신경통, 갑상선 비대 등

**용어풀이** '수'는 혈, 붓다, 고치다, '부'는 사람이나 물건이 모이는 곳을 뜻한다. 신경의 맥기가 잘 흘러 들어가 모이는 곳을 의미한다.

# 9 수궐음심포경

위경의 맥기를 받아 흉중에 일어나 심포에 귀속된 후, 가로막을 내려와 상완혈, 중완혈, 기해혈 부위에서 삼초를 걸친다. 다른 가지는 흉중에서 천지혈을 거쳐 상완전면을 지나 전완전면, 수장을 거쳐 중지의 끝단 중앙에 이른다.

천지 · 천천 · 곡택 · 극문 · 간사 ➡ P.146

내관 · 대릉 · 노궁 · 중충 ➡ P.148

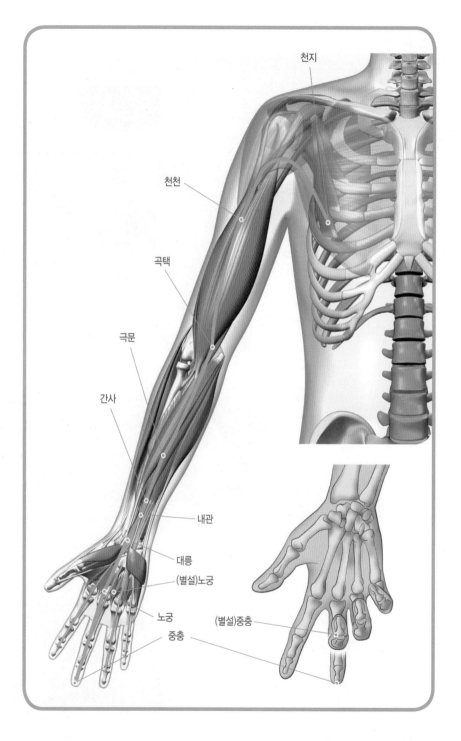

천지
천천
곡택
극문
간사
내관
대릉
(별설)노궁
노궁
중충
(별설)중충

# 천지 · 천천 · 곡택 · 극문 · 간사

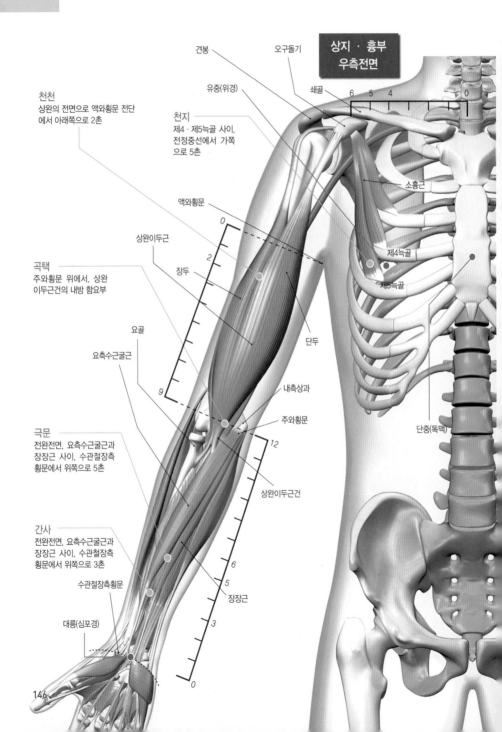

**천천**
상완의 전면으로 액와횡문 전단
에서 아래쪽으로 2촌

**천지**
제4 · 제5늑골 사이,
전정중선에서 가쪽
으로 5촌

**곡택**
주와횡문 위에서, 상완
이두근건의 내방 함요부

**극문**
전완전면, 요측수근굴근과
장장근 사이, 수관절장측
횡문에서 위쪽으로 5촌

**간사**
전완전면, 요측수근굴근과
장장근 사이, 수관철장측
횡문에서 위쪽으로 3촌

견봉

오구돌기

유중(위경)

상지 · 흉부
우측전면

쇄골

6  5  4  0

소흉근

제4늑골

제5늑골

단중(독맥)

액와횡문

0

상완이두근

2

장두

요골

요측수근굴근

9

단두

내측상과

주와횡문

12

상완이두근건

장장근

6

수관절장측횡문

5

대릉(심포경)

3

0

146

## PC1 천지

**짚는 방법** 유두 유중(위경)에서 가쪽으로 1촌, 제4늑간에 짚는다.

**해부** 대흉근, 소흉근, 늑간근, 〈근지〉 내측 · 외측흉근신경, 늑간신경, 〈피지〉 늑간신경(외측피지),
[혈관] 흉견봉동맥, 외측흉동맥, 늑간동맥
**임상** 기관지염, 흉근통, 늑간신경통 등

**용어풀이** '천'은 만물의 주재인 신. 신은 심장에 머무르므로 이곳에서는 심포경을 가리킨다. '지'는 고인다. 땅을 파서 물을 모으는 곳을 말한다. 심포경의 맥기가 모이는 경혈을 의미한다.

## PC2 천천

**짚는 방법** 액와횡문의 전단 아래쪽으로 2촌, 상완이두근의 장두 · 단두의 근육 주름에 짚는다.

**해부** 상완이두근, 〈근지〉 근피신경, 〈피지〉 내측 · 외측상완피신경, [혈관] 상완동맥
**임상** 정중신경통, 심장 · 폐 · 기관지질환으로 인한 흉통 등

**용어풀이** '천'은 천지와 같이 심포경을 말하며 '천'은 땅 속에서 솟아나는 물, 근원을 뜻한다. 심포경에 맥기가 솟아나는 근원에 가까운 곳에 있는 경혈을 의미한다.

## PC3 곡택

**짚는 방법** 팔꿈치를 구부려 상완이두근에 힘을 주어 들뜬 힘줄의 안쪽 함요부에 짚는다.

**해부** 상완이두근(건), 상완근, 〈근지〉 근피신경, 〈피지〉 내측전완피신경, [혈관] 상완동맥
**임상** 기침, 주관절염 및 류머티즘 관절염, 상완의 신경통, 심장질환 등

**용어풀이** '곡'은 구부러지다의 뜻이 있는데, 여기서는 주관절의 특히 전면을 가리키며, '택'은 물이 얕게 고이는 곳을 뜻한다. 주관절 전면에 있는 맥기가 잘 모이는 반응점 · 치료점을 의미한다.

## PC4 극문

**짚는 방법** 곡택과 대릉(심포경)의 중간에서 아래쪽으로 1촌, 요측수근굴근과 장장근 사이에 짚는다.

**해부** 요측수근굴근, 장장근, 천지굴근, 〈근지〉 정중신경, 〈피지〉 내측 · 외측전완피신경,
[혈관] 전골간동맥
**임상** 각혈, 심장질환, 류머티즘 관절염, 수지의 저림, 배통, 각기 등

**용어풀이** '극'은 간극, 근심하다. '문'은 출입구를 뜻하고 심포경의 급성병, 심계항진, 각혈 등의 반응점 · 치료점을 의미한다.

## PC5 간사

**짚는 방법** 대릉(심포경)에서 곡택으로 향해 위쪽으로 3촌, 요측수근굴근건과 장장근건 사이에 짚는다.

**해부** 요측수근굴근, 장장근(건), 천지굴근, 〈근지〉 정중신경, 〈피지〉 내측 · 외측전완피신경,
[혈관] 전골간동맥
**임상** 협심증, 손의 마비 등

**용어풀이** '간'은 사이, 틈새, 속, 중앙, '사'는 쓰다, 이용하다, 명령을 받아 일에 임하는 것을 뜻한다. 전완전면의 거의 정앙으로 수지를 사용할 때 동요하는 힘줄 사이에 있는 경혈을 의미한다.

# 내관 · 대릉 · 노궁 · 중충

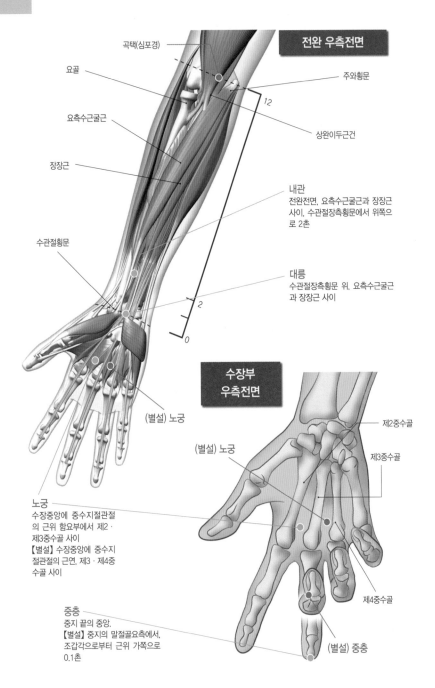

**전완 우측전면**

곡택(심포경)

요골

주와횡문

요측수근굴근

12

상완이두근건

장장근

**내관**
전완전면, 요측수근굴근과 장장근
사이, 수관절장측횡문에서 위쪽으
로 2촌

수관절횡문

**대릉**
수관절장측횡문 위, 요측수근굴근
과 장장근 사이

2

0

**수장부
우측전면**

(별설) 노궁

(별설) 노궁

제2중수골

제3중수골

**노궁**
수장중앙에 중수지절관절
의 근위 함요부에서 제2 ·
제3중수골 사이
【별설】 수장중앙에 중수지
절관절의 근연, 제3 · 제4중
수골 사이

제4중수골

**중충**
중지 끝의 중앙.
【별설】 중지의 말절골요측에서,
조갑각으로부터 근위 가쪽으로
0.1촌

(별설) 중충

## PC6 내관

**짚는 방법** 대릉에서 곡택(심포경)으로 향하여 위쪽으로 2촌, 요측수근굴근건과 장장근건 사이에 짚는다.

**해부** 요측수근굴근(건), 장장근(건), 천지굴근, 〈근지〉 정중신경, 〈피지〉 내측 · 외측전완피신경, [혈관] 전골간동맥

**임상** 수관절염 및 류머티즘 관절염, 심계항진증 등

**용어풀이** '내'는 안, 여기서는 전완전면을 가리키며 '관'은 칸막이, 빗장, 중요의 뜻이다. 본 혈은 삼초경의 외관에 해당하는 경혈로 전완전면에 낙혈로서 중요한 경혈을 의미한다.

## PC7 대릉

**짚는 방법** 수관절전면횡문의 중앙에서, 요측수근굴근건과 장장근건 사이에 짚는다.

**해부** 요측수근굴근(건), 장장근(건), 천지굴근(건), 〈근지〉 정중신경, 〈피지〉 내측 · 외측전완피신경, [혈관] 장측수근동맥망

**임상** 심장질환, 수관절염 및 류머티즘 관절염, 정중신경통, 열병으로 인한 신체의 열과 두통, 위장질환 등

**용어풀이** '대'는 크다, 중요, '릉'은 크고 높은 언덕을 뜻한다. 심포경의 원혈, 유혈로서 중요하며 수관절융기부 근처에 있으며 심장질환의 반응점 · 치료점을 의미한다.

## PC8 노궁

**짚는 방법** 수장의 제2 · 제3중지골 사이로 손가락을 가볍게 꼭 쥐었을 때, 중지와 시지의 양 손가락 끝이 닿은 사이에 짚는다.

**【별설】** 수장의 제3 · 제4중수골 사이로 같은 동작을 했을 때, 중지와 약지가 닿은 사이에 짚는다.

**해부** 천지굴근(건), 충양근(제2), 〈근지〉 정중신경(별설:척골신경), 〈피지〉 정중신경의 가지(총장측지신경), [혈관] 총장측지동맥

**임상** 극도의 전신피로, 중풍(뇌졸중후유증)으로 손가락의 펴지지 않는 것, 소아 감충증

**용어풀이** '노'는 피곤하다, 피로, '궁'은 머물다의 의미이다. 피로가 머무는 곳으로 극도의 피로에 사용되는 경혈을 의미한다.

## PC9 중충

**짚는 방법** 중지 끝의 중앙점에 짚는다.

**【별설】** 조갑기저부의 수평선과 조갑요측연의 수직선이 만나는 교차점에 짚는다.

**해부** 〈피지〉 정중신경의 가지(고유장측지신경), [혈관] 배측지동맥

**임상** 손가락의 통증, 정중신경마비 등

**용어풀이** '중'은 여기서는 중지를 가리키고 '충'은 찌르다, 움직이다의 의미이다. 심포경이 중지 끝을 찌르고 경맥이 끝나는 곳에 있는 경혈을 의미한다.

# 10 수소양삼초경

심포경의 맥기를 받아, 제4지의 내측단에 일어나 손의 배면중앙을 올라 전 완후면의 중앙에서 상완후면을 통해 어깨에 가서 견정혈을 감싸고 쇄골상와 (결분혈)로 들어가 여기부터 전흉부로 내려와서 심포를 두르고 내려와 삼초 에 귀속한다. 다른 가지는 젖 사이(단중혈)에서 쇄골상와에 이르러 측경부를 올라가서 귀 뒤에 달한다. 또한 귀 위를 지나 측두부에서 눈썹 위에 이르러 내안각으로 마친다. 귀 뒤에서 더 한 가지가 나와 귀 속으로 들어가서 귀 앞 으로 나와 외안각에서 담경과 교차하여 올라가 눈썹외단을 끝낸다.

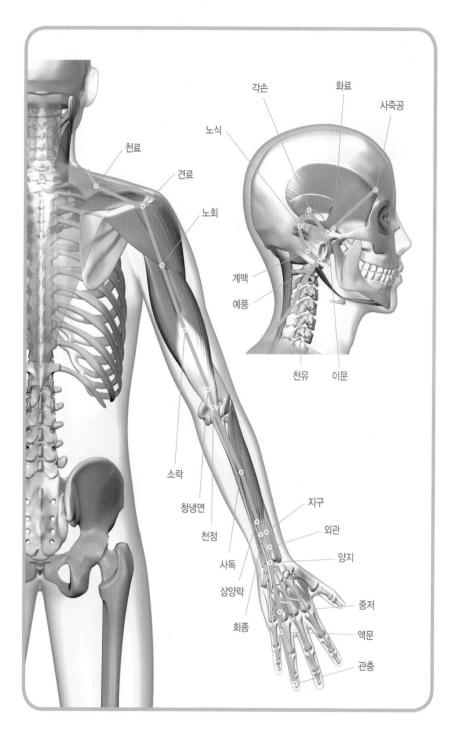

각손

화료

사죽공

노식

천료

견료

노회

계맥

예풍

소락

천유

이문

청냉연

천정

지구

외관

양지

사독

삼양락

중저

회종

액문

관충

# 관충 · 액문 · 중저 · 양지 · 외관 · 지구

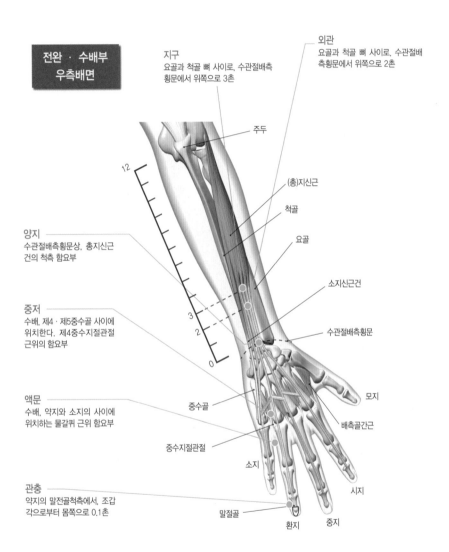

**전완 · 수배부
우측배면**

**지구**
요골과 척골 뼈 사이로, 수관절배측
횡문에서 위쪽으로 3촌

**외관**
요골과 척골 뼈 사이로, 수관절배
측횡문에서 위쪽으로 2촌

주두

(총)지신근

척골

요골

소지신근건

수관절배측횡문

모지

배측골간근

시지

중지

환지

**양지**
수관절배측횡문상, 총지신근
건의 척측 함요부

**중저**
수배, 제4 · 제5중수골 사이에
위치한다. 제4중수지절관절
근위의 함요부

**액문**
수배, 약지와 소지의 사이에
위치하는 물갈퀴 근위 함요부

**관충**
약지의 말전골척측에서, 조갑
각으로부터 몸쪽으로 0.1촌

중수골

중수지절관절

소지

말절골

12

3
2
0

## TE1 관충

**짚는 방법** ▶ 약지 조갑근부 근위연에 그은 선과 척측연에 그은 선과의 교차점에 짚는다.

**해부** 〈피지〉 척골신경(배측지신경), [혈관] 배측지동맥

**임상** 혀와 인후의 충혈, 발열, 부음(특히 편도염), 손가락 통증, 두통과 어지럼증을 동반한 뇌충혈 등

**용어풀이** ▶ '관'은 근원, '충'은 움직이다의 뜻이 있어 본혈에서 삼초경의 경맥이 시작되어 움직인다는 의미를 갖는다. 또 관을 환지(약지)로 보고, 약지 끝에 있는 경혈을 의미한다.

## TE2 액문

**짚는 방법** ▶ 손을 쥐고 제4 · 제5중수지절관절 사이의 직하 함요부에 짚는다. 손바닥과 손등의 경계

**해부** 제4배측골간근, 〈근지〉 척골신경, 〈피지〉 척골신경(배측지신경), [혈관] 배측지동맥

**임상** 눈, 귀, 치아질환, 약지의 마비 등

**용어풀이** ▶ '액'은 액체, 축축하게 하다, '문'은 출입구를 뜻한다. 경맥이 희미하게 흘러, 다음 유혈에 쏟는 곳이라는 의미가 있다.

## TE3 중저

**짚는 방법** ▶ 손을 쥐고, 제4 · 제5중수지절관절 사이의 상방 내측함요부에 짚는다.

**해부** 제4배측골간근, 〈근지〉 척골신경, 〈피지〉 척골신경(배측지신경), [혈관] 배측지동맥

**임상** 눈, 귀, 치아질환, 류머티즘 관절염 등

**용어풀이** ▶ '중'은 속, 맞다, '저'는 둔치, 물가의 의미를 갖는다. 본혈은 주먹을 쥐었을 때 약지와 소지 사이의 함요부에 있는 경혈을 의미한다.

## TE4 양지

**짚는 방법** ▶ 수관절배측횡문의 거의 중앙부분, 소지신근건과 총지신근건 사이의 함요부에 짚는다.

**해부** 총지신근(건), 소지신근(건), 〈근지〉 요골신경, 〈피지〉 후전완피신경, 요골신경천지 [혈관] 배측수근동맥망

**임상** 대하나 입덧, 수관절염 및 류머티즘 관절염, 상지 신경통 등

**용어풀이** ▶ '양'은 음양의 양에 해당하는 수배를 가리키며, '지'는 연못, 모이다, 물을 모으는 곳을 뜻한다. 삼초경의 맥기가 잘 모이는 중요한 반응점 · 치료점이다.

## TE5 외관

**짚는 방법** ▶ 양지에서 위쪽으로 2촌, 소지신근건과 총지신근건 사이의 함요부에 짚는다.

**해부** 총지신근(건), 소지신근(건), 〈근지〉 요골신경, 〈피지〉 후전완피신경, [혈관] 후골간동맥

**임상** 수관절염 및 류머티즘 관절염, 상지 신경통 및 마비 등

**용어풀이** ▶ '외'는 바깥의 뜻을 지니며 여기서는 전완후면을 가리킨다. 또한 '관'은 중요를 의미하며 심포경의 내관에 상대하는 동시에 전완후면에 있는 중요한 경혈을 의미한다.

## TE6 지구

**짚는 방법** ▶ 양지에서 위쪽으로 3촌, 소지신근건과 총지신근건 사이의 함요부에 짚는다.

**해부** 총지신근(건), 소지신근(건), 〈근지〉 요골신경, 〈피지〉 후전완피신경, [혈관] 후골간동맥

**임상** 상지 신경통 및 마비 등

**용어풀이** ▶ '지'는 지탱하다, 수족 등의 의미로 여기서는 전완후면을 가리키며, '구'는 도랑을 뜻한다. 전완후면에 있는 2개의 힘줄 근육의 근구 중에 있는 경혈을 의미한다.

# 회종·삼양락·사독·천정·청냉연·소락

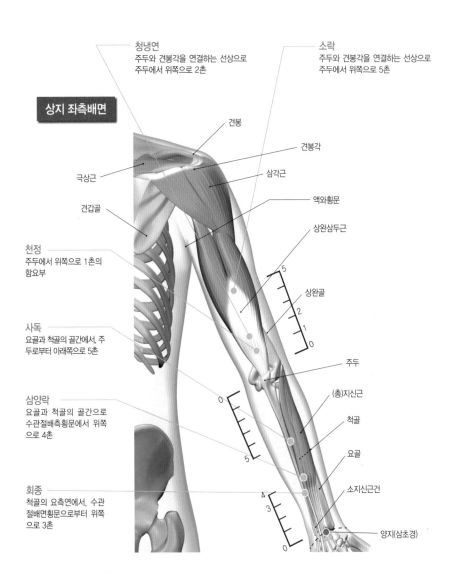

**청냉연**
주두와 견봉각을 연결하는 선상으로
주두에서 위쪽으로 2촌

**소락**
주두와 견봉각을 연결하는 선상으로
주두에서 위쪽으로 5촌

**상지 좌측배면**

견봉

견봉각

극상근

삼각근

견갑골

액와횡문

상완삼두근

**천정**
주두에서 위쪽으로 1촌의
함요부

상완골

**사독**
요골과 척골의 골간에서, 주
두로부터 아래쪽으로 5촌

주두

(총)지신근

**삼양락**
요골과 척골의 골간으로
수관절배측횡문에서 위쪽
으로 4촌

척골

요골

소지신근건

**회종**
척골의 요측연에서, 수관
절배면횡문으로부터 위쪽
으로 3촌

양지(삼초경)

## TE7 회종

**짚는 방법** 지구에서 소지신근 너머 척측수근신신근과의 사이에 짚는다.

**해부** 소지신근(건), 척측수근신근, 〈근지〉 요골신경, 〈피지〉 후전완피신경, [혈관] 후골간동맥
**임상** 상지 신경통이나 마비, 청력장해, 뇌신경증상 등

**용어풀이** '회'는 만나다, 어울리다의 의미가 있고, '종'은 근본, 근원 등의 의미가 있다. 삼초경의 본경에 만나는 경혈을 의미한다.

## TE8 삼양락

**짚는 방법** 양지와 주두를 연결하는 선상으로, 양지에서 1/3 지점에 짚는다.

**해부** 총지신근(건), 소지신근(건), 〈근지〉 요골신경, 〈피지〉 후전완피신경, [혈관] 후골간동맥
**임상** 두통, 하치통, 중풍(뇌졸중후유증), 귀질환 등

**용어풀이** 손의 3가지 양경이 합류한 양병에 효과를 발휘하는 경혈을 의미한다.

## TE9 사독

**짚는 방법** 양지와 주두를 연결하는 선상으로, 그 중점에서 위쪽으로 1촌에 짚는다.

**해부** 총지신근(건), 소지신근(건), 〈근지〉 요골신경, 〈피지〉 후전완피신경, [혈관] 후골간동맥
**임상** 상치통, 이명, 편두통, 전완의 신경통이나 마비, 편배통. 인후통 등

**용어풀이** '사'는 사방, 주위 등, '독'은 흐름을 통한 도랑을 뜻한다. 중국에서 사독이란 양쯔강(장강), 황허, 화이허강, 지수이강 4개의 대하를 가리키며 경기가 잘 흐르는 곳을 의미한다.

## TE10 천정

**짚는 방법** 팔꿈치를 약간 구부릴 때 생기는 주두상연의 함요부에 짚는다.

**해부** 상완삼두근(장두·외측두·내측두)의 공통건, 〈근지〉 요골신경, 〈피지〉 후상완피신경,
　　　[혈관] 중측부동맥 (상완심동맥의 가지)
**임상** 상치통, 이명, 편두통, 전완의 신경통이나 마비, 편배통, 인후통, 정신·신경질환, 간질, 주관절염이나 류머티즘 관절염 등

**용어풀이** '천'은 하늘, 생기, 위, '정'은 우물의 틀, 샘을 뜻하며 하늘의 기운이 나오는 곳으로 두부질환과 관련된 경혈을 의미한다.

## TE11 청냉연

**짚는 방법** 팔꿈치를 펴고 주두 위쪽으로 2촌에 짚는다.

**해부** 상완삼두근(장두·외측두·내측두)의 공통건, 〈근지〉 요골신경, 〈피지〉 후상완피신경,
　　　[혈관] 중측부동맥(상완심동맥의 가지)
**임상** 상완부의 동통 등

**용어풀이** '청'은 맑다, 투명하다 등, '냉'은 차갑다, 깨끗하다 등, '연'은 물이 솟아오르는 곳, 물건이 모이는 곳 등을 뜻한다. 삼초경 및 삼초의 병변에 대한 그 사기를 씻는 경혈을 의미한다.

## TE12 소락

**짚는 방법** 주와와 견봉각을 연결하는 선상의 중점으로, 상완삼두근 안에 짚는다.

**해부** 상완삼두근, 〈근지〉 요골신경, 〈피지〉 후상완피신경, [혈관] 중측부동맥(상완심동맥의 가지)
**임상** 상완의 신경통이나 마비, 경항통(후경부의 통증), 견배통 등

**용어풀이** '소'는 지우다, 물건이 없어지다 등, '락'은 즐기다, 기뻐하다 등의 뜻이 있어 움직임을 의미한다. 삼초 및 삼초경의 병증을 제거하고 환자를 기쁘게 할 수 있는 경혈을 의미한다.

# 노회 · 견료 · 천료 · 천유 · 예풍 · 계맥

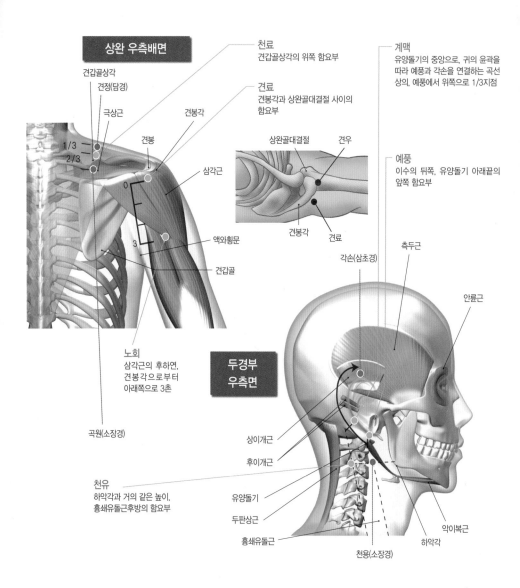

**상완 우측배면**

**천료**
견갑골상각의 위쪽 함요부

**견료**
견봉각과 상완골대결절 사이의
함요부

**계맥**
유양돌기의 중앙으로, 귀의 윤곽을
따라 예풍과 각손을 연결하는 곡선
상의, 예풍에서 위쪽으로 1/3지점

**예풍**
이수의 뒤쪽, 유양돌기 아래끝의
앞쪽 함요부

견갑골상각
견정(담경)
극상근
견봉각
1/3
2/3
견봉
삼각근
0
3
액와횡문
견갑골

상완골대결절
견우
견봉각
견료

각손(삼초경)
측두근
안륜근

**노회**
삼각근의 후하연,
견봉각으로부터
아래쪽으로 3촌

**두경부
우측면**

곡원(소장경)

상이개근
후이개근
유양돌기
두판상근
흉쇄유돌근

**천유**
하악각과 거의 같은 높이,
흉쇄유돌근후방의 함요부

악이복근
하악각
천용(소장경)

## TE13 노회

**짚는 방법** 견봉각에서 아래쪽으로 3촌, 삼각근의 후하연에 짚는다.

**해부** 삼각근, 상완삼두근, 〈근지〉 액와신경, 요골신경, 〈피지〉 상외측상완피신경, 후상완피신경,
[혈관] 후상완회선동맥

**임상** 상완 신경통이나 마비, 류머티즘 관절염 등

**용어풀이** '노'는 상완을 가리키며 '회'는 만나다, 어울리다 등의 의미이다. 상완에서 삼초경과 대장경이 교차하는 곳에 있는 경혈을 의미한다.

## TE14 견료

**짚는 방법** 팔꿈치를 구부려 상완을 외전시킬 때, 견봉의 전후에 나타나는 함요부로 뒤쪽 함요부에 짚는다.

**해부** 삼각근, 〈근지〉 액와신경, 〈피지〉 쇄골상신경, [혈관] 후상완회선동맥

**임상** 견관절염이나 류머티즘 관절염, 상지 신경통, 중풍(뇌졸중 후유증), 반신불수 등

**용어풀이** '견'은 어깨를 뜻하며 여기서는 견갑극을 가리킨다. '료'는 뼈의 각진 곳을 의미하고 견갑골의 각진 곳에 있는 경혈을 의미한다.

## TE15 천료

**짚는 방법** 견갑골상각의 위쪽에서 상지를 늘어뜨렸을 때 견정(담경)과 곡원(소장경)과의 중간에 짚는다.

**해부** 승모근, 〈근지〉 부신경, 경신경총의 가지, 〈피지〉 쇄골상신경, [혈관] 경횡동맥천지

**임상** 어깨 결림, 상지의 신경통이나 류머티즘 관절염, 편두통, 중풍, 고혈압 등

**용어풀이** '천'은 하늘, 위, 정기의 뜻이 있고 여기서는 상반신을 가리킨다. '료'는 모서리의 의미로 여기서는 견갑극상연을 의미한다. 견갑근상연의 근위로, 상반신의 생기, 사기가 많이 모이는 경혈을 의미한다.

## TE16 천유

**짚는 방법** 유양돌기의 후하방에서, 흉쇄유돌근의 뒤쪽에 짚는다.

**해부** 쇄골유돌근, 두판상근, 〈근지〉 부신경, 경신경총의 가지, 척수신경후지, 〈피지〉 소후두신경,
[혈관] 천경동맥

**임상** 사경, 항강(목덜미 경직), 편두통 등

**용어풀이** '천'은 하늘의 부위의 의미가 있고 여기서는 목 위쪽을 의미한다. '유'는 창문, 이끌다, 통하다 등의 의미를 가진다. 이로부터 본혈은 하늘의 정기를 통해 들어가는 창으로서 상반신, 특히 두부나 경부질환에 효과를 발휘하는 경혈을 의미한다.

## TE17 예풍

**짚는 방법** 천용(소장경)의 상후방에서, 유상돌기하단과 하악지 사이의 함요부에 짚는다.

**해부** 악이복근후복, 〈근지〉 안면신경(악이복근지), 〈피지〉 대이개신경, [혈관] 후이개동맥

**임상** 중이염, 이명, 편두통, 안면신경마비, 치통, 인후염, 흘역(딸꾹질) 등

**용어풀이** '예'는 기대다, 눈이 침침하다 등, '풍'은 감기 등을 뜻한다. 감기로 인해 일어나는 눈과 귀의 질환을 주치하는 경혈을 의미한다.

## TE18 계맥

**짚는 방법** 예풍에서 각손에 이르는 곡선 상에서, 예풍에서 1/3 지점에 짚는다.

**해부** 후이개근, 〈근지〉 안면신경(후이개신경), 〈피지〉 대이개신경, [혈관] 후이개동맥

**임상** 귀질환, 두통, 뇌질환, 소아 경련 등

**용어풀이** '계'는 미치다, 정신병 등, '맥'은 흐르다를 뜻하고, 여기서는 정맥을 가리킨다. 정신, 신경질환으로 인한 각종 증상에 효력을 갖는 경혈을 의미한다.

# 노식 · 각손 · 이문 · 화료 · 사죽공

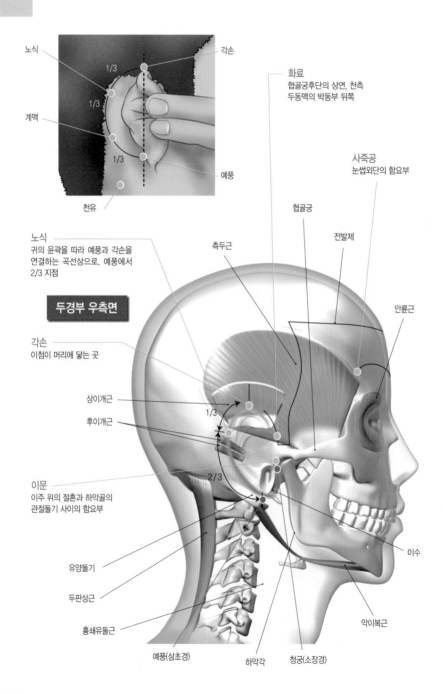

노식

각손

노식

1/3

1/3

계맥

1/3

예풍

천유

화료
협골궁후단의 상연, 천측
두동맥의 박동부 뒤쪽

사죽공
눈썹외단의 함요부

노식
귀의 윤곽을 따라 예풍과 각손을
연결하는 곡선상으로, 예풍에서
2/3 지점

협골궁

전발제

측두근

안륜근

**두경부 우측면**

각손
이첨이 머리에 닿는 곳

상이개근

후이개근

1/3

이문
이주 위의 절흔과 하악골의
관절돌기 사이의 함요부

2/3

유양돌기

이수

두판상근

흉쇄유돌근

악이복근

예풍(삼초경)

하악각

청궁(소장경)

## TE19 노식

**짚는 방법** 예풍에서 각손에 이르는 곡선상에서, 각손으로부터 1/3 지점에 짚는다.

**해부** 〈피지〉 대이개신경, [혈관] 후이개동맥
**임상** 뇌충혈, 두통, 이명 등

**용어풀이** '노'는 머리, 머리뼈, '식'은 호흡, 막다 등을 뜻한다. 머리의 병을 없애다, 즉 두통을 주치하는 경혈을 의미한다.

## TE20 각손

**짚는 방법** 귀를 앞쪽으로 꺾어 이첨이 머리에 닿는 곳에 짚는다.

**해부** 상이개근, 측두근, 〈근지〉 안면신경(후이개신경 · 측두지), 하악신경(삼차신경 제3지), 〈피지〉 하악신경(삼차신경 제3지), [혈관] 천측두동맥의 가지
**임상** 안질환(결막염, 플릭텐성 결막염, 트라코마, 백내장, 녹내장 등), 치통, 귀 질환, 구내염 등

**용어풀이** '각'은 뿔, 귀퉁이, '손'은 양보하다, 물러나다, 벗어나다 등을 뜻한다. 액각보다 뒤로 처지는 곳이나 귀의 상각 발제에 닿는 곳의 경혈을 의미한다.

## TE21 이문

**짚는 방법** 입을 가볍게 다물면 이주 위의 절흔 앞에 생기는 함요부에서, 청궁(소장경)의 위쪽에 짚는다.

**해부** 〈피지〉 하악신경(삼차신경 제3지), [혈관] 천측두동맥
**임상** 중이염, 외이도염, 이명, 난청, 귀 고름 등의 귀 질환, 안면신경마비, 삼차신경통 등

**용어풀이** 본혈은 귀의 출입구에 있으며 귀 질환의 주치혈이다.

## TE22 화료

**짚는 방법** 귀밑털의 후연, 이개가 붙는 부분 앞쪽에서, 천측두동맥의 뒤쪽에 짚는다.

**해부** 전이개근, 〈근지〉 안면신경(측두지), 〈피지〉 하악신경(삼차신경 제3지), [혈관] 천측두동맥
**임상** 안질환(결막염, 플릭텐성 결막염, 트라코마 등), 이비과계질환, 두통, 안면신경마비 등

**용어풀이** '화'는 부드러워지다, 온화함, 정기, '료'는 모서리 등을 뜻한다. 협골궁후단의 모서리에 있어서 삼초의 정기 또는 원기를 완화하고 조화시키는 경혈을 의미한다.

## TE23 사죽공

**짚는 방법** 눈썹 가쪽 끝의 함요부에 짚는다.

**해부** 안륜근, 〈근지〉 안면신경(측두지 · 협골지), 〈피지〉 안신경(삼초신경제1지), 상악신경(삼차신경제2지), [혈관] 천측두동맥
**임상** 안질환(결막염, 트라코마, 속눈썹 찔림 등), 삼차신경통 등

**용어풀이** '사'는 실, '죽'은 대나무로 원래 사죽은, 실이 거문고, 대나무는 피리(척팔)의 뜻이 있지만, 여기서는 눈썹 모양을 가리킨다. '공'은 하늘, 빈 곳, 움푹 들어간 곳의 의미가 있어서 눈썹 가쪽 끝의 움푹 들어간 곳의 경혈을 의미한다.

# 11 족소양담경

삼초경의 맥기를 받아 동자료혈(외안각)에 일어나 이개의 외측을 감싸고 돌아 외안각에 이르러 다시 측두부를 돌아 어깨로 내려간다. 어깨에서 쇄골상와(결분혈)로 들어간다. 별지는 후두부의 풍지혈에서 귀 안으로 들어간다. 쇄골상와에서 흉중으로 내려와 가로막을 뚫고 간을 감아 담에 귀속한다. 다시 하늑골(제8~제12늑골)을 내려와 고관절에서 하지외측을 내려와서 발의 제4지외측단으로 끝난다.

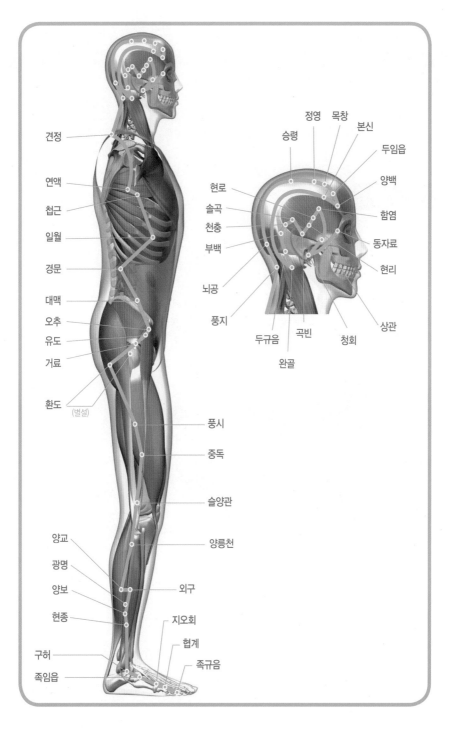

견정

연액

첩근

일월

경문

대맥

오추

유도

거료

환도
(별설)

현로
솔곡
천충
부백

뇌공

풍지

두규음

완골

곡빈

청회

승령

정영  목창  본신

두임읍

양백

함염

동자료

현리

상관

풍시

중독

슬양관

양릉천

양교

광명

양보

현종

구허

족임읍

외구

지오회

협계

족규음

# 동자료 · 청회 · 상관 · 함염 · 현로 · 현리

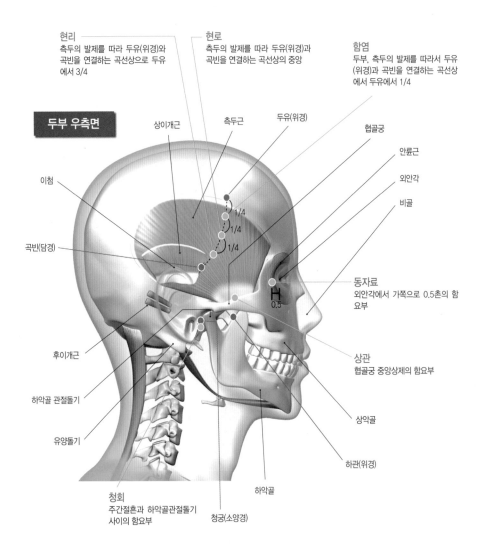

**현리**
측두의 발제를 따라 두유(위경)와
곡빈을 연결하는 곡선상으로 두유
에서 3/4

**현로**
측두의 발제를 따라 두유(위경)과
곡빈을 연결하는 곡선상의 중앙

**함염**
두부, 측두의 발제를 따라서 두유
(위경)과 곡빈을 연결하는 곡선상
에서 두유에서 1/4

**두부 우측면**

상이개근

측두근

두유(위경)

협골궁

안륜근

외안각

비골

이첨

곡빈(담경)

1/4
1/4
1/4

**동자료**
외안각에서 가쪽으로 0.5촌의 함
요부

H
0.5

후이개근

**상관**
협골궁 중앙상제의 함요부

하악골 관절돌기

상악골

유양돌기

하관(위경)

**청회**
주간절흔과 하악골관절돌기
사이의 함요부

청궁(소양경)

하악골

## GB1 동자료

**짚는 방법** 외안각에서 가쪽으로 0.5촌, 함요부에 짚는다.

**해부** 안륜근, 〈근지〉 안면신경(측두지 · 협골지), 〈피지〉 상악신경(삼차신경 제2지), [혈관] 천측두동맥의 가지

**임상** 안질환, 안면신경경련이나 마비, 삼차신경통 외

## GB2 청회

**짚는 방법** 입을 가볍게 벌려 주간절흔전방의 함요부에 짚는다.

**해부** 〈피지〉 하악신경(삼차신경 제3지), [혈관] 천측두동맥

**임상** 귀질환, 악관절염, 안면신경마비 등

**용어풀이** '청'은 듣다. 귀 속까지 통하다 등, '회'는 만나다, 모이다, 합하다 등의 의미이다. 담경의 경맥이 서로 모여 귀 질환을 주치하는 경혈을 의미한다.

## GB3 상관

**짚는 방법** 협골궁중앙상제의 함요부에서, 하관(위경)의 직상에 짚는다.

**해부** 측두근, 〈근지〉 하악신경(심측두신경), 〈피지〉 하악신경(삼차신경 제3지), [혈관] 천측두동맥의 가지

**임상** 삼차신경통, 상치통, 안질환, 안면신경마비, 귀질환 등

**용어풀이** 하관(위경)에 상대로 한 혈명으로, 협골궁이라는 칸막이 위에 있는 경혈을 의미한다. 또한 본혈의 다른 이름을 객주인이라고 하는데 객은 타지에서 온 사람의 의미이다. 여기서는 위경과 삼초경을 지칭하며, '주'는 손님을 맞는 집안사람 등의 의미로 여기서는 담경을 가리킨다. 위경과 삼초경을 담경이 맞아 교차하는 악관절부의 경혈을 의미한다.

## GB4 함염

**짚는 방법** 두유(위경)과 곡빈을 연결한 곡선 상에서, 두유로부터 1/4 지점에 짚는다.

**해부** 측두두정근, 측두근, 〈근지〉 안면신경(측두지), 하악신경(심측두신경), 〈피지〉 하악신경(삼차신경제3지), [혈관] 천측두동맥(정두지)

**임상** 편두통 등

**용어풀이** '함'은 수긍하다. 턱, 아래턱 등의 의미가 있고, '염'은 싫어지다. 막다 등의 의미가 있다. 본혈 혈명의 유래는 명확하지는 않지만 혈소가 막히는 곳에 있는 경혈을 의미한다.

## GB5 현로

**짚는 방법** 두유(위경)와 곡빈을 연결한 곡선상의 중앙에 짚는다.

**해부** 측두두정근, 측두근, 〈근지〉 안면신경(측두지), 하악신경(심측두신경), 〈피지〉 하악신경(삼차신경제3지), [혈관] 천측두동맥(전두지)

**임상** 감기(안면부 충혈이나 열감, 통증, 눈의 충혈), 두통, 치통 등

**용어풀이** '현'은 걸다. 걸치다, 가로막다 등의 의미로 여기서는 매우 고통스러운 것을 나타내며 '로'는 머리, 두개골의 의미가 있다. 두통을 주치하는 경혈을 의미한다.

## GB6 현리

**짚는 방법** 두유(위경)와 곡빈을 연결한 곡선 위에서, 두유로부터 3/4 지점에 짚는다.

**해부** 측두두정근, 측두근, 〈근지〉 안면신경(측두지), 하악신경(심측두신경), 〈피지〉 하악신경(삼차신경3지), [혈관] 천측두동맥(전두지)

**임상** 감기(안면부의 충혈이나 열감, 통증, 눈의 충혈), 두통, 치통 등

**용어풀이** '현'은 현로와 같고, '리'는 척도의 단위, 거두다. 길목 등을 뜻한다. 현로의 길목에 있는 경혈, 또는 현로와 마찬가지로 두통에 효과를 발휘하는 경혈을 의미한다.

# 곡빈·솔곡·천충·부백·두규음·완골

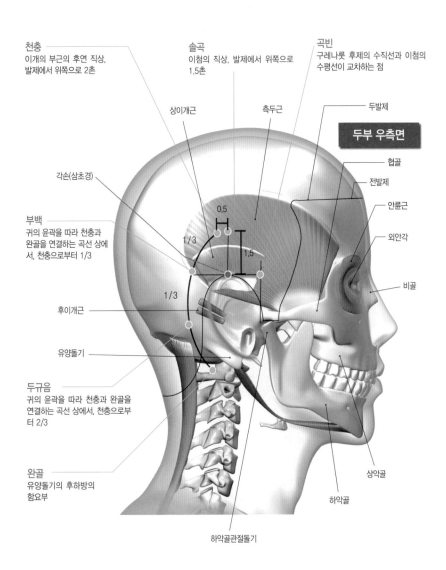

**천충**
이개의 부근의 후연 직상,
발제에서 위쪽으로 2촌

**솔곡**
이첨의 직상, 발제에서 위쪽으로
1.5촌

**곡빈**
구레나룻 후제의 수직선과 이첨의
수평선이 교차하는 점

상이개근

측두근

두발제

두부 우측면

각손(삼초경)

협골

전발제

**부백**
귀의 윤곽을 따라 천충과
완골을 연결하는 곡선 상에
서, 천충으로부터 1/3

안륜근

외안각

후이개근

비골

유양돌기

**두규음**
귀의 윤곽을 따라 천충과 완골을
연결하는 곡선 상에서, 천충으로부
터 2/3

**완골**
유양돌기의 후하방의
함요부

상악골

하악골

하악골관절돌기

0.5

1/3

1.5

1/3

## GB7 곡빈

**짚는 방법** 구레나룻 후연의 수직선과 이첨의 수평선에 짚는다.

**해부** 측두두정근, 측두근, 〈근지〉 안면신경(측두지), 하악신경(심측두신경), 〈피지〉 하악신경(삼차신경제2지), [혈관] 천측두동맥

**임상** 감기(안면부 충혈이나 열감, 통증, 눈 충혈), 두통, 치통 등

**용어풀이** '곡'은 구부러지다, '빈'은 귀 가장자리의 모발, 언저리 등의 의미를 가지며 귀 가장자리 털이 굽어져 각진 부위에 있는 부위를 표시하는 경혈명이다.

## GB8 솔곡

**짚는 방법** 각손(삼초경)에서 위쪽으로 1.5촌에 짚는다. 이를 맞물리면 짚기 쉽다.

**해부** 측두두정근, 측두근, 〈근지〉 안면신경(측두지), 하악신경(심측두신경), 〈피지〉 하악신경(삼차신경제3지), 소후두신경, [혈관] 천측두동맥의 가지

**임상** 고혈압, 음주 등으로 인한 식욕부진이나 구토 등의 위장질환 등

**용어풀이** '솔'은 인솔하다, 거느리다, 이해하다 등, '곡'은 계곡, 산골짜기의 움푹 들어간 곳 등을 뜻한다. 경맥의 기운이 희미하게 흐르는 곳이라는 의미이다.

## GB9 천충

**짚는 방법** 솔곡에서 뒤쪽으로 0.5촌

**해부** 측두두정근, 측두근, 〈근지〉 안면신경(측두지), 하악신경(심측두신경), 〈피지〉 소후두신경, [혈관]천측두동맥의 가지

**임상** 뇌질환(간질, 편두통) 등

**용어풀이** '천'은 천부 등의 의미로 여기서는 두부를 가리키고 '충'은 찌르다, 박동부 등의 뜻으로 여기서는 자침점을 나타낸다. 두부 질환에 자침하기 좋은 경혈을 의미한다.

## GB10 부백

**짚는 방법** 이첨에서 뒤쪽, 이후발제로부터 1촌 뒤쪽에 짚는다.

**해부** 후두근, 측두근, 〈근지〉 안면신경(후두지), 하악신경(심측두신경), 〈피지〉 소후두신경, [혈관] 후이개동맥

**임상** 뇌질환(간질, 편두통) 등

**용어풀이** '부'는 뜨다, 넘치다 등의 뜻으로 여기서는 맥기가 떠서 상승하는 것을 가리키고, '백'은 흰색, 명확하다 등의 의미가 있지만 경혈명의 의미는 분명하지 않다.

## GB11 두규음

**짚는 방법** 유양돌기의 후상방에서, 완골로부터 천충으로 향해 1/3 지점에 짚는다.

**해부** 후두근, 〈근지〉 안면신경(후두지), 〈피지〉 소후두신경, [혈관] 후이개동맥

**임상** 귀질환, 뇌충혈 등

**용어풀이** '규'는 몸에 있는 구멍 등의 의미를 지닌다. 흔히 7규라고 하면 눈, 귀, 코, 입의 7개의 구멍을 가리키지만 여기서는 귀를 의미한다. 또한 '음'은 그림자, 음경 등의 의미를 지니며 신경은 귀와 이음(성기와 항문)을 지배하는 경맥이므로 본혈이 귀 근처에 있는 신장질환과 관련된 경혈임을 보여준다.

## GB12 완골

**짚는 방법** 유양돌기기저부의 후하방 함요부에 짚는다.

**해부** 흉쇄유돌근, 두판상근, 〈근지〉 부신경, 경신경총의 가지, 척수신경후지, 〈피지〉 소후두신경, [혈관] 후두동맥

**임상** 편두통, 어지럼증, 뇌충혈, 경항강(목덜미 경직), 안면신경마비, 중이염, 이하선염, 편도염, 반신불수, 불면증 등

**용어풀이** 완골은 현재 유양돌기이며 유양돌기 부근에 있는 부위를 나타내는 경혈명이다.

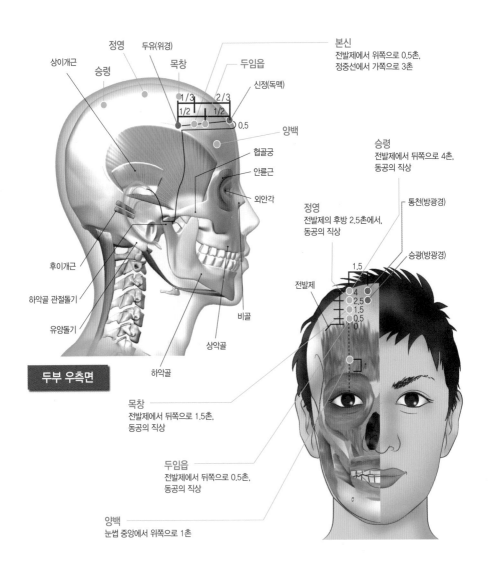

정영
승령
상이개근
두유(위경)
목창
두임읍
신정(독맥)

본신
전발제에서 위쪽으로 0.5촌,
정중선에서 가쪽으로 3촌

1/3  2/3
1/2  1/2
0.5

양백
협골궁
안륜근
외안각

승령
전발제에서 뒤쪽으로 4촌,
동공의 직상

통천(방광경)

정영
전발제의 후방 2.5촌에서,
동공의 직상

승광(방광경)

후이개근
하악골 관절돌기
유양돌기

비골

전발제

1.5

4
2.5
1.5
0.5
0

**두부 우측면**

상악골

하악골

1

목창
전발제에서 뒤쪽으로 1.5촌,
동공의 직상

두임읍
전발제에서 뒤쪽으로 0.5촌,
동공의 직상

양백
눈썹 중앙에서 위쪽으로 1촌

## GB13 본신

**짚는 방법** 신정(독맥)과 두유(위경)를 연결하는 선상에서, 신정으로부터 2/3에 짚는다.

**해부** 전두근, 〈근지〉 안면신경(측두지), 〈피지〉 안신경(삼차신경 제1지), [혈관] 안와상동맥

**임상** 뇌질환(두통, 어지럼증, 간질, 소아의 경련 등) 등

**용어풀이** '본'은 근본, 뿌리. '신'은 정신, 마음 등의 의미를 지닌다. 본혈의 명명된 유래는 분명치 않지만, 독맥의 신정 등과 함께 간질 등의 뇌질환에 사용할 수 있는 경혈이다.

## GB14 양백

**짚는 방법** 눈썹 중앙에서 위쪽으로 1촌, 동공을 지나는 수직선상에 짚는다.

**해부** 전두부, 〈근지〉 안면신경 측두지, 〈피지〉 안신경(삼차신경 제1지), [혈관] 안와상동맥

**임상** 안질환, 삼차신경통 등

**용어풀이** '양'은 소양담경을 가리키고 '백'은 안륜근 주변의 백색부를 가리키고 있다. 위경의 사백에 대한 혈명으로 소양담경에서 안구주위의 백색부에 잇는 경혈을 뜻한다. 또한 양백(揚白)이라고 기록되는 경우도 있어, 양은 오르다, 백은 쇠약하다의 의미도 있으므로 안근마비에 응용하는 경혈이다.

## GB15 두임읍

**짚는 방법** 동공 중앙에서 위쪽으로 신정(독맥)과 두유(위경)를 연결하는 선상의 중간에 짚는다.

**해부** 전두근, 〈근지〉 안면신경(측두지), 〈피지〉 안신경(삼차신경 제1지), [혈관] 안와상동맥

**임상** 안질환, 비공폐색이나 축농증 등의 코질환, 뇌일혈, 인사불성 등

**용어풀이** '임'은 구분하다 등의 의미를 지니며 '읍'은 눈물 등의 뜻이 있다. 본혈은 안질환을 주치하는 경혈을 의미한다.

## GB16 목창

**짚는 방법** 전발제에서 뒤쪽, 두임읍에서 뒤쪽으로 1촌에 짚는다.

**해부** 모상건막, 〈피지〉 안신경(삼차신경 제1지), [혈관] 안와상동맥, 천측두동맥(전두지)

**임상** 안과 질환 등

**용어풀이** '목'은 눈, '창'은 빛이 들어오는 창문, 눈으로 통하는 창문, 즉 안질환을 주치하는 경혈이다.

## GB17 정영

**짚는 방법** 두임읍에서 뒤쪽으로 2촌, 승광(방광경)과 같은 높이에 짚는다.

**해부** 모상건막, 〈피지〉 안신경(삼차신경 제1지), [혈관] 안와상동맥, 천측두동맥(전두지)

**임상** 두통 등

**용어풀이** '정'은 바르다, 치우치지 않다 등, '영'은 고치다, 정돈하다 등의 의미가 있어 병을 올바르게 고치는 경혈을 의미한다.

## GB18 승령

**짚는 방법** 정영에서 뒤쪽으로 1.5촌, 통천(방광경)과 같은 높이에 짚는다.

**해부** 모상건막, 〈피지〉 안신경(삼차신경 제1지), 대후두신경.
[혈관] 안와상동맥, 천측두동맥(전두지), 후두동맥

**임상** 뇌나 척수의 염증으로 인한 발열, 경련, 마비, 어지럼증, 두통, 비출혈 등

**용어풀이** '승'은 받는다 등. '령'은 영혼 등의 뜻을 지니므로 영혼을 받는 곳, 즉 뇌와 관계있는 경혈을 의미한다.

# 뇌공·풍지·견정·연액·첩근·일월

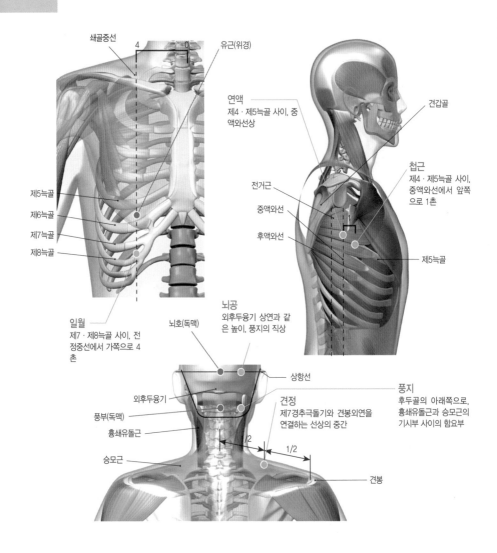

쇄골중선

유근(위경)

연액
제4·제5늑골 사이, 중
액와선상

견갑골

첩근
제4·제5늑골 사이,
중액와선에서 앞쪽
으로 1촌

전거근

중액와선

후액와선

제5늑골
제6늑골
제7늑골
제8늑골

제5늑골

일월
제7·제8늑골 사이, 전
정중선에서 가쪽으로 4
촌

뇌호(독맥)

뇌공
외후두융기 상연과 같
은 높이, 풍지의 직상

상항선

외후두융기

풍부(독맥)

흉쇄유돌근

승모근

견정
제7경추극돌기와 견봉외연을
연결하는 선상의 중간

풍지
후두골의 아래쪽으로,
흉쇄유돌근과 승모근의
기시부 사이의 함요부

1/2

1/2

견봉

## GB19 뇌공

**짚는 방법** 뇌호(독맥)와 같은 높이, 상항선과 풍지를 지나는 수직선상의 교차점에 짚는다.

**해부** 후두근, 〈근지〉 안면신경(후두지), 〈피지〉 대후두신경, [혈관] 후두동맥

**임상** 두통, 두중, 후두신경통, 이명, 후경부 경련이나 마비, 안질환 등

**용어풀이** '공'은 공, 함요 등의 뜻으로 뇌의 빈 곳, 즉 뇌두개에 있는 소함요부로 두부질환에 효과를 발휘하는 경혈을 의미한다.

## GB20 풍지

**짚는 방법** 풍부(독맥)와 같은 높이, 승모근과 흉쇄유돌근과의 사이인 함요부에 짚는다.

**해부** 흉쇄유돌근, 승모근, 두판상근, 두반극근, 〈근지〉 부신경, 경신경총의 가지, 척수신경후지, 〈피지〉 경신경후지, 소후두신경, [혈관] 후두동맥

**임상** 감기, 뇌질환(두통, 두중, 고혈압, 뇌충혈, 뇌일혈 등), 코질환(축농증 등), 눈이나 귀질환, 어깨에서 후경부에 걸친 걸림 등

**용어풀이** '풍'은 감기, '지'는 쌓이다라는 뜻을 지니며 감기가 모이는 곳이다. 감기나 중풍의 경우 반응점이며 그 예방 및 치료에 효과가 있는 경혈을 의미한다. 감기는 방광경 풍문으로 들어가서 풍지에 쌓여 독맥의 풍부에 모인다고 한다. '풍' 자가 붙은 경혈은 모두 감기에 사용하는 효과가 있는 경혈로 여겨진다.

## GB21 견정

**짚는 방법** 제7경추극돌기와 견봉외연중앙과의 중간에 짚는다.

**해부** 승모근, 〈근지〉 부신경 · 경신경총의 가지, 〈피지〉 쇄골상신경, [혈관] 경횡동맥

**임상** 어깨 걸림, 경항강(목덜미 경직), 두통, 어지럼증, 눈, 귀, 코, 치아 등의 질환, 신경쇠약, 히스테리, 반신불수, 상지 신경통 등

**용어풀이** '견'은 어깨, 어깨 상부, '정'은 솟아나오다, 시작되다, 정혈 등을 뜻하며, 어깨 상부의 경기가 솟아나는 중요한 반응점 · 치료점이 됨을 의미한다.

## GB22 연액

**짚는 방법** 중액와선상으로, 제4늑간에 짚는다.

**해부** 전거근, 늑간근, 〈근지〉 장흉신경, 늑간신경, 〈피지〉 늑간신경(외측피지), [혈관] 외측흉동맥, 흉배동맥, 늑간동맥

**임상** 늑간신경통, 액하림프선종 등

**용어풀이** '연'은 물이 깊게 차는 곳, '액'은 겨드랑이, 가슴의 좌우 등의 뜻이 있으며, 액하부(측흉부)의 맥기가 깊게 가라앉아 있는 곳에 있는 경혈을 의미한다.

## GB23 첩근

**짚는 방법** 연액에서 앞쪽으로 1촌, 제4늑간에 짚는다.

**해부** 전거근, 늑간근, 〈근지〉 장흉신경, 늑간신경, 〈피지〉 늑간신경(외측피지), [혈관] 외측흉동맥, 흉배동맥, 늑간동맥

**임상** 늑간신경통, 액하림프선종 등

**용어풀이** '첩'은 마차 등의 양측의 판, 이른바 난간을 뜻하며, '근'은 힘줄, 근육으로, 여기서는 전거근을 가리킨다. 늑골이 수레바퀴처럼 차례대로 늘어서 있는 곳에 있는 경혈을 의미한다.

## GB24 일월

**짚는 방법** 유두의 아래쪽, 유근(위경)의 2늑간 아래에 짚는다.
여성은 쇄골중선과 제7 · 제8늑골간과의 교차점에 짚는다.

**해부** 대흉근, 〈근지〉 내측 · 외측흉근신경, 〈피지〉 늑간신경(전피지,외측피지), [혈관] 늑간동맥

**임상** 담낭염, 담석증, 담도염, 황달 등 담낭질환, 신경쇠약, 히스테리, 위 및 간장질환, 흘역(딸꾹질) 등

**용어풀이** '일'은 태양, '월'은 태음의 뜻이 있다. 일월은 자연계의 천지운행의 요소의 하나로 중요한 경혈임을 나타낸다. 또한 본혈은 음양 양측과 관계가 있으며 음병 · 양병 모두 효과를 발휘하는 경혈이기도 하다.

# 경문 · 대맥 · 오추 · 유도 · 거료

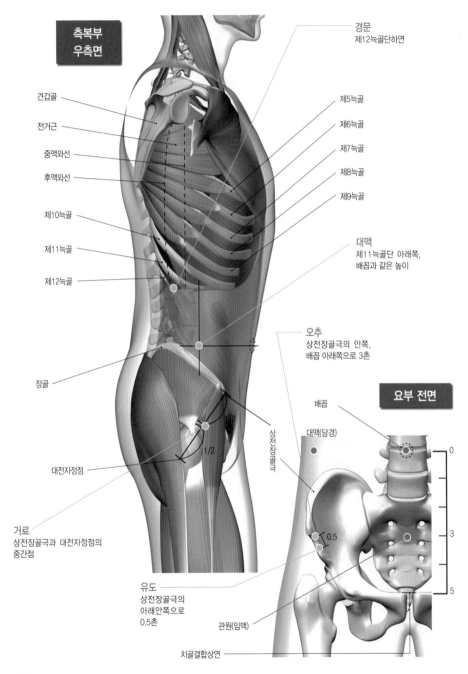

측복부
우측면

경문
제12늑골단하연

견갑골

전거근

중액와선

후액와선

제5늑골

제6늑골

제7늑골

제8늑골

제9늑골

제10늑골

제11늑골

제12늑골

대맥
제11늑골단 아래쪽,
배꼽과 같은 높이

오추
상전장골극의 안쪽,
배꼽 아래쪽으로 3촌

장골

요부 전면

배꼽

대맥(담경)

상전장골극

대전자정점

거료
상전장골극과 대전자정점의
중간점

관원(임맥)

유도
상전장골극의
아래안쪽으로
0.5촌

치골결합상연

0

3

5

0.5

1/2

1/2

## GB25 경문

**짚는 방법** ▶ 제12늑골하연을 등의 척추 측에서 손가락으로 촉진해나가면 앞쪽 끝이 만져지는데, 그 아래쪽에 짚는다.

**해부** 광배근, 외복사근, 내복사근, 〈근지〉 흉배신경, 늑간신경, 장골하복신경, 장골서경신경, 〈피지〉 늑간신경(외측피지), [혈관] 늑간동맥

**임상** 신장질환(신염, 신장결석, 신우염 등), 방광염, 생식기계 질환, 위장질환, 담석증, 요통, 좌골신경통 등

**용어풀이** ▶ '경'은 도읍지, 군주의 거성이 있는 곳 등의 뜻을 지니며, 인체로 말하면 선천의 원기가 나오는 곳, 즉 신장을 가리킨다. '문'은 출입구를 뜻하며 이것보다 신장질환의 진단반응점·치료점으로서 중요한 경혈을 의미한다.

## GB26 대맥

**짚는 방법** ▶ 배꼽을 지나는 수평선과 제11늑골단을 지나는 수직선과 만나는 교차점에 짚는다.

**해부** 외복사근, 내복사근, 〈근지〉 늑간신경, 장골하복신경, 〈피지〉 늑간신경(외측피지), [혈관] 늑간동맥

**임상** 부인과계질환(자궁경련, 자궁내막염, 대하, 월경불순), 요통, 하복통, 요부냉감 등

**용어풀이** ▶ '대'는 띠, 허리에 감는 것, '맥'은 경맥을 뜻하고 있다. 담경과 대맥(기경팔맥의 하나)과 합쳐지는 곳으로 간경의 장문에서 나온 경맥이 이곳에서 신체를 띠 모양으로 일주하는 것으로부터 명명된 경혈이다.

## GB27 오추

**짚는 방법** ▶ 대맥(담경)의 전하방 3촌, 관원(임맥)과 같은 높이로 짚는다.

**해부** 외복사근, 내복사근, 〈근지〉 늑간신경, 장골하복신경, 〈피지〉 장골하복신경(외측피지), [혈관] 천·심장골회선동맥

**임상** 한랭으로 발생하는 하복통 등

**용어풀이** ▶ '오'는 다섯, '추'는 중요의 뜻이 있지만, 경혈명의 유래는 명확하지 않다.

## GB28 유도

**짚는 방법** ▶ 오추(담경)에서 아래안쪽 0.5촌에 짚는다.

**해부** 외복사근, 내복사근, 〈근지〉 늑간신경, 장골하복신경, 〈피지〉 장골하복신경(외측피지), [혈관] 천·심장골회선동맥

**임상** 요통, 하복통, 대퇴외측의 지각 및 운동마비 등

**용어풀이** ▶ '유'는 잇다, 연결하다, 연락하다 등, '도'는 길, 통로를 뜻한다. 담경과 대맥(기경팔맥의 하나)이 연결되는 경혈을 의미한다.

## GB29 거료

**짚는 방법** ▶ 유도(담경)의 아래가쪽 3촌, 상전장골극과 대전자정점의 중간에 짚는다.

**해부** 대퇴근막장근, 중둔근, 〈근지〉 상둔신경, 〈피지〉 상둔피신경, [혈관] 외측대퇴회선동맥(상행지), 상둔동맥

**임상** 요통, 하복통, 대퇴외측의 지각 및 운동마비 등

**용어풀이** ▶ '거'는 있다, 위치한다, 거처, '료'는 뼈의 모서리, 장골의 모퉁이에 위치한 경혈이다.

# 환도 · 풍시 · 중독 · 슬양관 · 양릉천

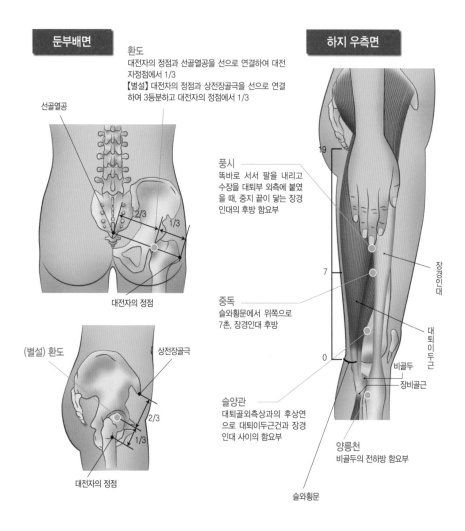

**환도**
대전자의 정점과 선골열공을 선으로 연결하여 대전
자정점에서 1/3
【별설】대전자의 정점과 상전장골극을 선으로 연결
하여 3등분하고 대전자의 정점에서 1/3

선골열공

2/3    1/3

대전자의 정점

(별설) 환도

상전장골극

2/3

1/3

대전자의 정점

**풍시**
똑바로 서서 팔을 내리고
수장을 대퇴부 외측에 붙였
을 때, 중지 끝이 닿는 장경
인대의 후방 함요부

19

7

0

장경인대

대퇴이두근

비골두

장비골근

**중독**
슬와횡문에서 위쪽으로
7촌, 장경인대 후방

**슬양관**
대퇴골외측상과의 후상연
으로 대퇴이두근건과 장경
인대 사이의 함요부

**양릉천**
비골두의 전하방 함요부

슬와횡문

## GB30 환도

**짚는 방법** ▶ 대전자의 정점과 선골열공(동맥의 요유)을 선으로 연결하여 3등분하고 대전자의 정점에서 1/3 지점에 짚는다.

【별설】 대전자의 정점과 상전장골극을 선으로 연결하여 3등분하고 대전자의 정점에서 1/3 지점에 짚는다.

**해부** 대둔근, 〈근지〉 하둔신경, 〈피지〉 상둔피신경, 하둔피신경, [혈관] 상둔동맥, 하둔동맥
**임상** 고관절염 및 류머티즘 관절염, 외측대퇴피신경통, 좌골신경통, 반신불수 등

**용어풀이** ▶ '환'은 바퀴, 돌다, 애워싸다, '도'는 뛰다, 날아오르다 등의 의미. 도약할 때에 움직이는 대전자의 근위를 둘러싸고 있는 경혈을 의미한다.

## GB31 풍시

**짚는 방법** ▶ 똑바로 서서 팔을 아래로 내렸을 때, 대퇴외측에 중지 끝에 닿는 곳으로, 장경인대와 대퇴이두근 사이에 짚는다.

**해부** 장경인대, 대퇴이두근장두, 대퇴이두근단두, 외측광근, 〈근지〉 경골신경, 총비골신경, 대퇴신경, 〈피지〉 외측대퇴피신경, [혈관] 외측대퇴회선동맥(하행지)
**임상** 각기, 중풍(뇌졸중후유증), 하지의 신경통 등

**용어풀이** ▶ '풍'은 하지의 풍기가 모이는 곳, '시'는 집결이라는 뜻. 풍을 제거하기 위한 중요한 경혈임을 의미한다.

## GB32 중독

**짚는 방법** ▶ 슬와횡문에서 위쪽으로 7촌, 양경인대의 뒤쪽에 짚는다.

**해부** 장경인대, 대퇴이두근장두, 대퇴이두근단두, 외측광근, 〈근지〉 경골신경, 총비골신경, 대퇴신경, 〈피지〉 외측대퇴피신경, [혈관] 외측대퇴회선동맥(하행지)
**임상** 좌골신경통, 외측대퇴피신경통, 요통, 반신불수, 각기 등

**용어풀이** ▶ '중'은 속, 맞다 등 '독'은 도랑, 흐르다, 통하는 도랑 등의 뜻. 대퇴외측을 내려가는 도랑, 즉 담경의 경맥 안에 있는 경혈을 의미한다.

## GB33 슬양관

**짚는 방법** ▶ 중독에서 장경인대후연을 따라 손가락으로 쓸어내리면 닿는 대퇴골외측상과의 후상연에 짚는다.

**해부** 장경인대, 대퇴이두근장두(건), 대퇴이두근단두(건), 〈근지〉 경골신경, 총비골신경, 〈피지〉 외측대퇴피신경, [혈관] 외측상슬동맥
**임상** 슬관절염 및 류머티즘 관절염, 외측대퇴피신경통, 하복부의 냉감 등

**용어풀이** ▶ '양'은 외측, 양경의 뜻이 있고 '관'은 구분, 여기서는 관절부를 가리킨다. 슬관절의 외측에 있는 경혈을 의미한다.

## GB34 양릉천

**짚는 방법** ▶ 하퇴외측으로 비골두의 전하방, 장비골근건의 전연에 짚는다.

**해부** 장비골근, 〈근지〉 천비골신경, 〈피지〉 외측비복피신경, [혈관] 비골회선지(후경골동맥)
**임상** 근육과 힘줄의 질환, 좌골신경통, 비골신경통 및 마비, 요통, 슬관절염및 류머티즘 관절염, 각기, 반신불수, 측흉부의 동통, 대하, 안면마비 등

**용어풀이** ▶ '양'은 외측, 양경, 양병 등, '릉'은 언덕, 높아짐 등. '천'은 솟아나다, 근원 등의 의미. 본혈은 음릉천에 대응하는 경혈로, 비골두의 높이 부근에 있으며 양병의 반응점·치료점임을 의미한다.

# 양교 · 외구 · 광명 · 양보 · 현종

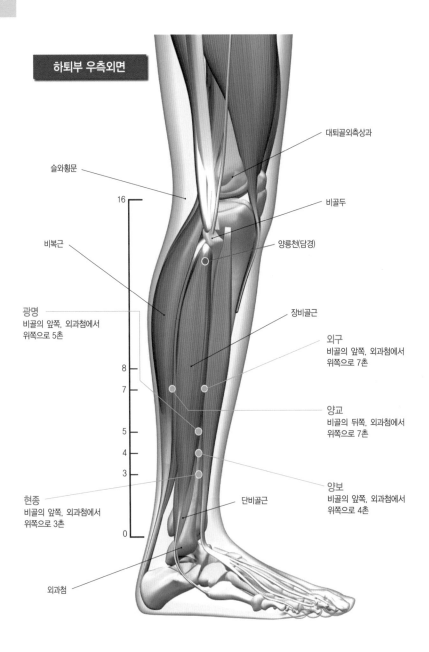

하퇴부 우측외면

대퇴골외측상과

슬외횡문

비골두

양릉천(담경)

비복근

16

장비골근

광명
비골의 앞쪽, 외과첨에서
위쪽으로 5촌

외구
비골의 앞쪽, 외과첨에서
위쪽으로 7촌

8

7

양교
비골의 뒤쪽, 외과첨에서
위쪽으로 7촌

5

4

3

양보
비골의 앞쪽, 외과첨에서
위쪽으로 4촌

현종
비골의 앞쪽, 외과첨에서
위쪽으로 3촌

단비골근

0

외과첨

## GB35 양교

**짚는 방법** 외과첨과 슬와횡문외단을 연결하는 선상의 중간 중간 지점에서 아래로 외구의 뒤쪽에 짚는다.

**해부** 장비골근, 넙치근. 〈근지〉 천비골신경, 경골신경. 〈피지〉 외측비복피신경.
[혈관] 전경골동맥의 가지

**임상** 근육과 힘줄의 질환, 좌골신경통, 비골신경통 및 마비, 요통, 슬개절염 및 류머티즘 관절염, 각기, 반신불수, 측흉부의 동통, 대하, 안면마비 등

**용어풀이** '양'은 양경, 외측 등, '교'는 만나다, 교차하다 등의 뜻을 지니며 하퇴외측으로 담경과 양유맥(기경)이 교차하는 곳에 있는 경혈을 의미한다.

## GB36 외구

**짚는 방법** 외과첨과 슬와횡문외단을 연결하는 선상의 중간 아래쪽으로 1촌, 양교의 앞쪽에 짚는다.

**해부** 장비골근, 〈근지〉 천비골신경, 〈피지〉 외측비복피신경, [혈관] 전경골동맥의 가지

**임상** 경항강(목덜미 경직), 늑간신경통 등

**용어풀이** '외'는 바깥, 외측 등, '구'는 언덕, 높아짐 등의 뜻이 있으며, 하퇴외측부의 융기한 곳에 있는 경혈을 의미한다.

## GB37 광명

**짚는 방법** 외과첨과 슬와횡문외단을 연결하는 선상의 외과첨에서 위쪽으로 5촌, 비골 앞쪽에 짚는다.

**해부** 장비골근, 단비골근, 〈근지〉 천비골신경, 〈피지〉 외측비복피신경, [혈관] 전경골동맥의 가지

**임상** 천비골신경통 및 마비 등

**용어풀이** '광'은 빛나다, 반짝이다 '명'은 밝다 등이다. 본혈의 명명된 유래는 명확하지 않다.

## GB38 양보

**짚는 방법** 외과첨과 슬와횡문외단을 연결하는 선상에, 외과첨에서 위쪽으로 4촌, 비골 앞쪽에 짚는다.

**해부** 단비골근, 〈근지〉 천비골신경, 〈피지〉 외측비복피신경, 천비골신경, [혈관] 전경골동맥의 가지

**임상** 각기, 족배통, 족관절 염좌 등

**용어풀이** '양'은 양경, 외측 등의 뜻을 지닌다. '보'는 보충한다, 지지한다 등의 뜻이 있고 여기서는 비골을 가리킨다. 비골의 양부에 있는 경혈을 의미한다.

## GB39 현종

**짚는 방법** 외과첨과 슬와횡문외단을 연결하는 선상에, 외과첨에서 위쪽으로 3촌, 비골 앞쪽에 짚는다.

**해부** 단비골근, 〈근지〉 천비골신경, 〈피지〉 외측비복피신경, 천비골신경, [혈관] 전경골동맥의 가지

**임상** 각기, 반신불수, 고혈압, 동맥경화증, 위염, 비출혈, 치출혈 등

**용어풀이** 본혈의 명명의 유래는 명확하지 않지만 '현'은 걸다, 걸어 늘어뜨리다 등, '종'은 종, 치다 등의 뜻이 있으므로 외과를 종으로 간주하여 그 부근에 있는 경혈을 뜻한다. 본혈의 별명을 절골이라고 하는 데 이것은 비골을 가리키며 그 근처의 경혈이라는 의미도 있다.

# 구허 · 족임읍 · 지오회 · 협계 · 족규음

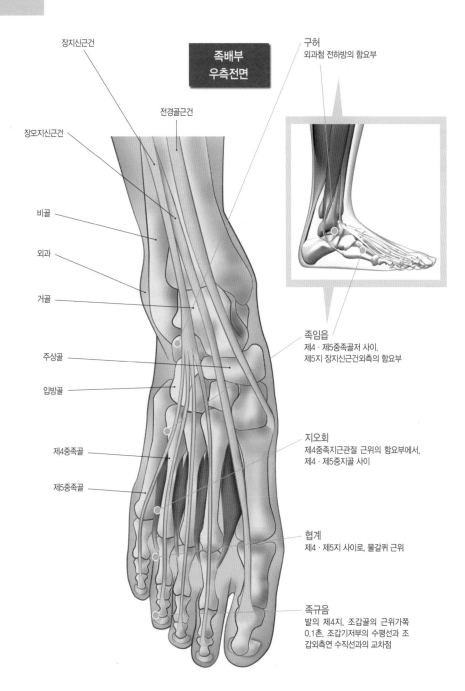

족배부
우측전면

장지신근건

전경골근건

구허
외과첨 전하방의 함요부

장모지신근건

비골

외과

거골

주상골

입방골

제4중족골

제5중족골

족임읍
제4 · 제5중족골저 사이.
제5지 장지신근건외측의 함요부

지오회
제4중족지근관절 근위의 함요부에서,
제4 · 제5중지골 사이

협계
제4 · 제5지 사이로, 물갈퀴 근위

족규음
발의 제4지, 조갑골의 근위가쪽
0.1촌, 조갑기저부의 수평선과 조
갑외측연 수직선과의 교차점

## GB40 구허

**짚는 방법** 족지를 신전시켰을 때에 뚜렷하게 나타나는 장지신근건의 외측함요부에 짚는다.

**해부** 장지신근〈건〉, 〈근지〉 심비골신경, 〈피지〉 천비골신경, [혈관] 외과동맥망

**임상** 족관절염좌, 족관절염 및 류머티즘 관절염, 항강(목덜미 결림), 측흉통, 하지외측의 신경통 및 마비, 기침, 담낭질환 등

**용어풀이** '구'는 언덕, 높은 곳 등이고, '허'는 터, 속이 빔, 함요부 등의 뜻이 있다. 족배의 구륭한 곳에 있어 압박하면 움푹 들어가는 경혈을 의미한다.

## GB41 족임읍

**짚는 방법** 제4·제5중족골 사이를 손가락으로 쓸어올렸을 때, 손가락이 멈추는 곳에 짚는다.

**해부** 제4배측골간근, 〈근지〉 외측족저신경, 〈피지〉 천비골신경, [혈관] 제4배측중족동맥

**임상** 족관절염좌, 족배통, 부인과계질환(월경통, 월경불순, 자궁질환), 담석증 등

**용어풀이** 두임읍과 마찬가지로 안질환을 주치하는 경혈을 의미한다.

## GB42 지오회

**짚는 방법** 제4중족지절관절후외측의 함요부에 짚는다.

**해부** 제4배측골간근, 〈근지〉 외측족저신경, 〈피지〉 천비골신경, [혈관] 제4배측중족동맥

**임상** 족지의 마비 등

**용어풀이** 혈명의 유래는 명확하지 않지만, 위경의 인영이 별칭, 천오회라고도 하며 동혈과 상대하는 경혈명으로 여겨진다. '지'의 문자가 들어가 있는 것으로 보아, 아마 하반신의 질환에 효과가 있는 경혈로 추정된다.

## GB43 협계

**짚는 방법** 제4·제5중족지절관절 사이의 직전 함요부에 짚는다.

**해부** 제4배측골간근, 〈근지〉 외측족저신경, 〈피지〉 천비골신경, [혈관] 배측지동맥

**임상** 족배통, 족배수종, 어지럼증 등

**용어풀이** '협'은 끼우다, 좁다 등, '계'는 좁고 긴 계곡천, 오목한 곳, 길목 등의 의미가 있다. 즉 경맥이 제4·제5중족지절관절 사이의 좁은 곳을 흐르고 있는 경혈을 의미한다.

## GB44 족규음

**짚는 방법** 발의 제4지조근부 근위연에 그은 선과 외측연에 그은 선과의 교차점에 짚는다.

**해부** 〈피지〉 천비골신경, [혈관] 배측지동맥

**임상** 족배통, 귀 또는 눈의 질환 등

**용어풀이** 머리의 규음과 마찬가지로 신장질환을 주치하는 경혈을 의미한다.

# 12 족궐음간경

담경의 맥기를 받아 발의 제1지외측단에서 일어나, 모지외측(소지측)을 올라 내과 앞으로 나와 삼음교혈에 이르러, 비경과 신경을 만난다. 갈라져서 하퇴내측의 경골내면을 상행하여 슬관절로 들어가고 대퇴내측에서 하복부로 들어가 음모발제에서 외생식기를 돈다. 서혜부(inguinal region)에서 비스듬하게 측복부에 이르러 늑골궁을 따라 간에 귀속된다. 또한 쓸개에 도착하여 측흉부에서 흩어진다. 다른 가지는 간에서 가슴을 지나 기관을 거쳐, 후두에 이르러 더 올라가 눈에 도착하여 뇌를 둘러싸고 백회혈에 이른다. 또 다른 가지는 간에서 폐로 들어갔다가 하행하여 중완혈에서 폐경의 기시와 연결된다.

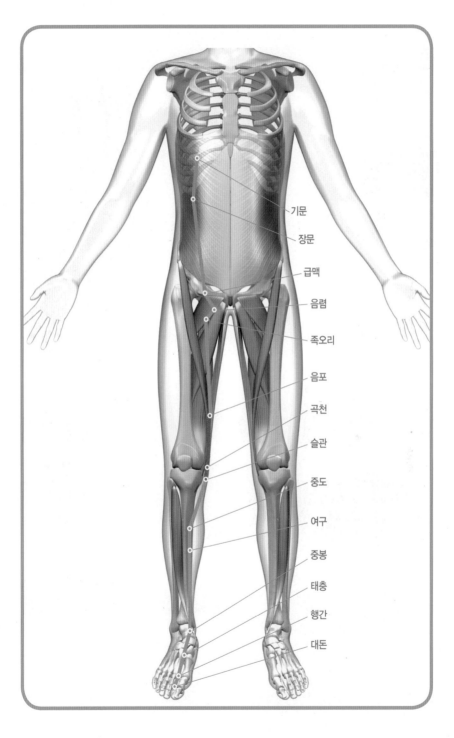

기문
장문
급맥
음렴
족오리
음포
곡천
슬관
중도
여구
중봉
태충
행간
대돈

# 대돈 · 행간 · 태충 · 중봉 · 여구

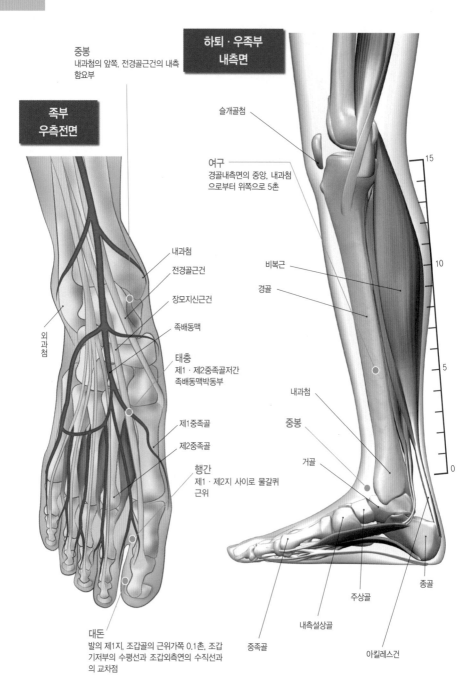

**하퇴 · 우족부
내측면**

**족부
우측전면**

**중봉**
내과첨의 앞쪽, 전경골근건의 내측
함요부

슬개골첨

**여구**
경골내측면의 중앙, 내과첨
으로부터 위쪽으로 5촌

내과첨

전경골근건

장모지신근건

족배동맥

**태충**
제1 · 제2중족골저간
족배동맥박동부

제1중족골

제2중족골

**행간**
제1 · 제2지 사이로 물갈퀴
근위

외과첨

비복근

경골

15

10

5

0

내과첨

중봉

거골

**대돈**
발의 제1지, 조갑골의 근위가쪽 0.1촌, 조갑
기저부의 수평선과 조갑외측연의 수직선과
의 교차점

중족골

내측설상골

주상골

종골

아킬레스건

180

## LR1 대돈

**짚는 방법** 발의 제1지 조근부근위연에 그은 선과 외측연에 그은 선과의 교차점에 짚는다.

**해부** 〈피지〉 심비골신경, [혈관] 배측지동맥

**임상** 소아 경련, 유뇨증, 안과 질환 등

**용어풀이** '대'는 크다, 중요, 정혈 등의 뜻이고, '돈'은 뜨겁다, 성하다, 크다, 치다 등의 의미. 간경의 정혈로 경기를 왕성하게 치는 중요한 경혈을 의미한다.

## LR2 행간

**짚는 방법** 제1 · 제2중지절관절 사이의 직전 함요부에 짚는다.

**해부** 〈피지〉 심비골신경, [혈관] 배측지동맥

**임상** 상열감, 족저통, 생식기 질환 (음경통, 월경불순, 자궁출혈 등), 늑간신경통, 담석증, 당뇨병 등

**용어풀이** '행'은 가다, 걷다, 나아가다, 흐르다. '간'은 사이의 뜻을 지닌다. 간경이 제1, 제2중족골간을 흐르는 곳에 있는 경혈을 의미한다.

## LR3 태충

**짚는 방법** 제1 · 제2중족골간을 손가락으로 쓸어 올릴 때, 손가락이 멈추는 곳에 짚는다.

**해부** 제1배측골간근, 〈근지〉 외측족저신경, 〈피지〉 심비골신경, [혈관] 족배동맥

**임상** 간염, 간장비대, 간경변 등 간질환, 생식기 질환(정소염,자궁출혈 및 이로 인한 요통, 하복부 · 측복부의 경련, 하지냉감 등), 소화기 질환 (대장염, 장염 등), 늑간신경통, 안과질환, 족배의 신경통이나 마비 등)

**용어풀이** '태'는 굵다, 중요, 원혈유혈 등. '충'은 찌르다, 밀어올리다, 때리다, 박동부 등의 뜻이 있다. 간경의 원혈. 유혈로 제1 · 제2중족골저간의 동맥박동부에 있는 중요한 반응점 · 치료점으로 있는 것을 의미한다.

## LR4 중봉

**짚는 방법** 내과첨의 앞쪽, 전경골근건의 내측 함요부에 짚는다.

**해부** 전경골근(건), 〈근지〉 심비골신경, 〈피지〉 복재신경, [혈관] 전내과동맥

**임상** 족관절염 및 류머티즘 관절염, 하지의 냉감, 하지마비, 비뇨기 질환(요도염, 방광염 등), 생식기 질환(정소염, 정력감퇴) 등

**용어풀이** '중'은 안, 맞다, '봉'은 닫다, 막다, 봉하다 등의 뜻이 있다. 간경의 병변으로 경기가 막혔을 때 치료함으로써 효과를 발휘하는 경혈을 의미한다.

## LR5 여구

**짚는 방법** 슬개골첨과 내과첨을 연결하는 선상에서, 내과첨으로부터 1/3 지점, 경골의 전연과 내측연의 중간에 짚는다.

**해부** 〈피지〉 복재신경, [혈관] 하행슬동맥의 가지

**임상** 정소염, 월경불순, 대하 등

**용어풀이** '여'는 쿡쿡 쪼다, 나무의 새싹을 먹는 벌레 등으로, '구'는 도랑의 뜻을 지닌다. 간경의 경맥이 지나가고 병변이 나타나는 곳이다.

# 중도 · 슬관 · 곡천 · 음포 · 족오리

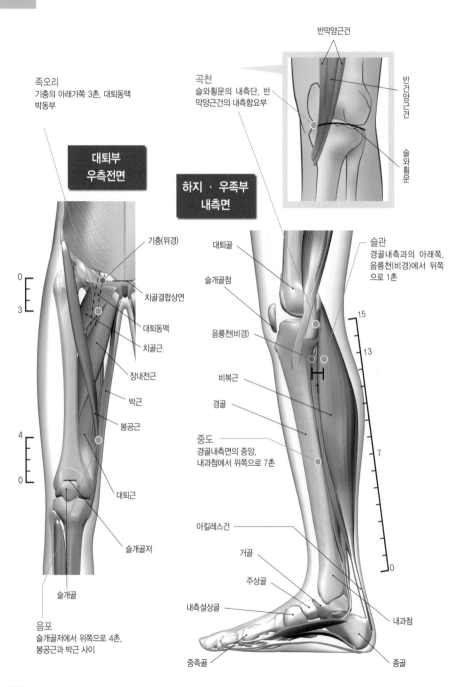

**족오리**
기충의 아래가쪽 3촌, 대퇴동맥
박동부

**곡천**
슬와횡문의 내측단, 반
막양근건의 내측함요부

반막양근건

반건양근건

슬와횡문

**대퇴부
우측전면**

**하지 · 우족부
내측면**

기충(위경)

치골결합상연

대퇴동맥

치골근

장내전근

박근

봉공근

대퇴근

슬개골저

음포
슬개골저에서 위쪽으로 4촌,
봉공근과 박근 사이

슬개골

대퇴골

슬개골첨

음릉천(비경)

비복근

경골

**중도**
경골내측면의 중앙,
내과첨에서 위쪽으로 7촌

**슬관**
경골내측과의 아래쪽,
음릉천(비경)에서 뒤쪽
으로 1촌

아킬레스건

거골

주상골

내측설상골

중족골

내과첨

종골

15

13

7

0

## LR6 중도

**짚는 방법** 슬개골첨과 내과첨을 연결하는 중간 지점에서 아래쪽으로 0.5촌, 경골의 전연과 내측연의 중간에 짚는다.

**해부** 〈피지〉 복재신경, [혈관] 하행슬동맥의 가지

**임상** 생식기질환(음낭수종, 하복통, 자궁출혈, 산후출혈 등), 간질 등

**용어풀이** '중'은 안, 맞다. '도'는 수도, 군주가 있는 곳, 모이다 등의 뜻. 간경의 극혈로서 경기가 깊이 잘 모여들어 간경 질환의 치료에 효과를 발휘하는 경혈을 의미한다.

## LR7 슬관

**짚는 방법** 경골내측과의 아래쪽, 음릉천(비경)에서 뒤쪽으로 1촌에 짚는다.

**해부** 박근, 반건양근, 〈근지〉 폐쇄신경, 경골신경, 〈피지〉 복재신경,
[혈관] 내측하슬동맥, 하행슬동맥(복재지)

**임상** 슬관절염 및 류머티즘 관절염 등

**용어풀이** '슬'은 무릎관절을, '관'은 관문, 칸막이, 빗장 등의 뜻을 지닌다. 슬관절부에 있어 슬관절질환을 주치하는 경혈을 의미한다.

## LR8 곡천

**짚는 방법** 슬관절을 구부릴 때, 슬와횡문내단에서 명확하게 만져지는 힘줄의 내측 함요부에 짚는다.

**해부** 박근, 반건양근(건), 반막양근(건), 〈근지〉 폐쇄신경, 경골신경, 〈피지〉 복재신경,
[혈관] 내측하슬동맥, 하행슬동맥(복재지)

**임상** 슬관절염 및 류머티즘 관절염, 생식기 질환(음낭수종, 요도염, 유정증, 자궁질환 등), 비뇨기 질환(요도염이나 방광염으로 인한 요의빈수와 요도통, 요폐 등), 어지럼증, 신경쇠약, 대퇴신 경통 등

**용어풀이** '곡'은 구부러지다 등의 뜻을 지니며, 여기서는 슬관절부를 가리킨다. '천'은 샘물, 지중에서 솟아나는 물, 근원 등의 의미가 있다. 슬관절부의 합 혈로서 경기가 잘 반응하고 치료점이 되는 경혈이다.

## LR9 음포

**짚는 방법** 고관절을 약간 구부리고 외전시키고 근육을 긴장시키면 봉공근이 명확하게 나타난다. 그 근육의 뒤쪽에 짚는다.

**해부** 봉공근, 박근, 〈근지〉 대퇴신경, 폐쇄신경, 〈피지〉 폐쇄신경,
[혈관] 하행슬동맥(대퇴동맥의 가지)

**임상** 월경불순, 신장이나 방광의 질환으로 인한 배뇨곤란, 요통, 하복통, 폐쇄신경통, 슬관절통, 족 근통 등

**용어풀이** '음'은 음경. 여기서는 특히 생식기를 뜻한다. '포'는 (물건을) 싸다의 의미로, 간경이 생식기를 지배하고 또 생식기 질환에 사용되는 경혈을 의미한다.

## LR10 족오리

**짚는 방법** 대퇴부내측상연에서, 기충(위경)의 아래가쪽 3촌, 대퇴동맥의 박동부에 짚는다.

**해부** 치골근, 장내전근, 〈근지〉 대퇴신경, 폐쇄신경, 〈피지〉 음부대퇴신경, [혈관] 대퇴동맥

**임상** 폐쇄신경통, 중풍(뇌졸중후유증) 등

**용어풀이** 본혈의 경혈명의 유래는 명확하지 않다.

# 음렴 · 급맥 · 장문 · 기문

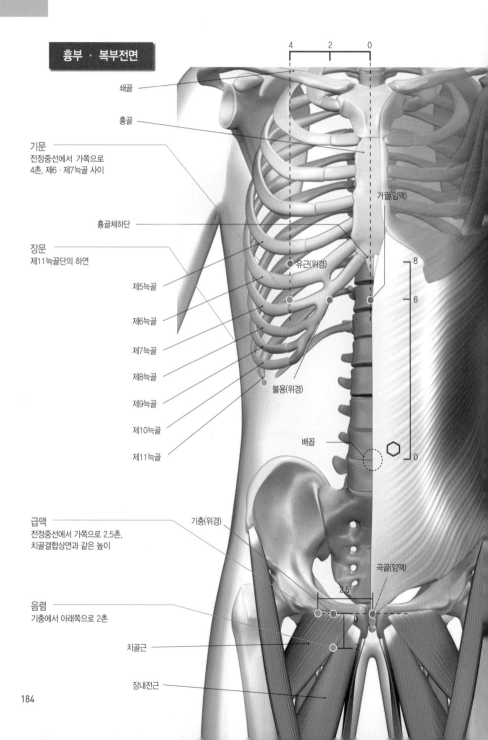

흉부 · 복부전면

4   2   0

쇄골

흉골

기문
전정중선에서 가쪽으로
4촌, 제6 · 제7늑골 사이

거궐(임맥)

흉골체하단

장문
제11늑골단의 하연

유근(위경)

제5늑골

제6늑골

제7늑골

제8늑골

제9늑골

불용(위경)

제10늑골

제11늑골

배꼽

8

6

0

급맥
전정중선에서 가쪽으로 2.5촌,
치골결합상연과 같은 높이

기충(위경)

곡골(임맥)

2.5

음렴
기충에서 아래쪽으로 2촌

0

2

치골근

장내전근

## LR11 음렴

**짚는 방법** 슬관절을 굴곡시키고 고관절을 약간 굴곡외전시켜 저항에 항거하여 대퇴를 내전시키면 장내전근이 명확하게 나타나 그 근육의 가쪽에 짚는다.

**해부** 치골근. 〈근지〉 대퇴신경. 〈피지〉 음부대퇴신경. [혈관] 대퇴동맥

**임상** 폐색신경통, 정소염 등

**용어풀이** '음'은 음부, '렴'은 각, 모서리, 구석 등의 뜻. 음부의 가장자리에 있어서 생식기 질환을 주치하는 경혈을 의미한다.

## LR12 급맥

**짚는 방법** 치골결합상연과 같은 높이, 곡골(임맥)에서 가쪽으로 2.5촌에 짚는다.

**해부** 외복사근, 내복사근, 정소거근(남자). 〈근지〉 늑간신경, 장골하복신경, 음부대퇴신경. 〈피지〉 장골하복신경(전피지), 장골서경신경. [혈관] 천복벽동맥, 하복벽동맥

**임상** 생식기질환(정소염, 음경통, 대음순염 등) 등

**용어풀이** '급'은 급박, 격렬하다. '맥'은 경맥의 의미. 외음부 질환의 심한 증상에 사용되는 경혈을 의미한다.

## LR13 장문

**짚는 방법** 측와, 제11늑골전단의 하연에 짚는다.

**해부** 외복사근·내복사근. 〈근지〉 늑간신경. 〈피지〉 늑간신경(외측피지). [혈관] 늑간동맥

**임상** 간질환(간염, 간장비대 등), 위장질환(구토, 소화불량, 식욕부진, 위경련, 복통), 반신불수, 늑간신경통, 요통 등

**용어풀이** '장'은 색칠, 무늬, 한 구절, 분명함 등의 뜻을 지니며, '문'은 출입구의 의미가 있다. 비경의 모혈로 병사가 출입하는 곳에 있으며, 반응점·치료점으로서 효과를 발휘하는 경혈을 의미한다.

## LR14 기문

**짚는 방법** 유두 중앙 하부, 유근(위경)의 1늑간 밑에서, 거궐(임맥)에서 가쪽으로 4촌에 짚는다.

**해부** 대흉근. 〈근지〉 내측·외측흉근신경. 〈피지〉 늑간신경(전피지·외측피지). [혈관] 늑간동맥, 흉견봉동맥

**임상** 간질환(간염, 간장비대 등), 담석증, 늑간신경통, 폐렴이나 기관지염으로 인한 심한 기침, 부인과질환(월경불순, 자궁내막염 등), 흘역(딸꾹질), 신경쇠약 등

**용어풀이** '기'는 시간을 정하다, 목표를 정하다, 기다리다 등의 뜻이고, '문'은 출입구의 의미를 지닌다. 간경의 모혈로서 병사가 출입하는 곳이며 반응점·치료점으로서 효과를 발휘하는 경혈을 의미한다.

# 13 독맥

소골반강에서 일어나 회음부로 나가서 척주를 따라 올라가 제3흉추의 신주혈에서 2개로 나뉘어져 척주를 벗어나 풍문혈로 가서, 제1흉추의 도도혈에서 원래대로 돌아와 후두부 정중선을 올라 두정부를 거쳐 전두부에 이르러 비배(코의 배면, 콧등)를 지나 비첨에서 인중을 거쳐 상순내면의 점막으로 마친다.

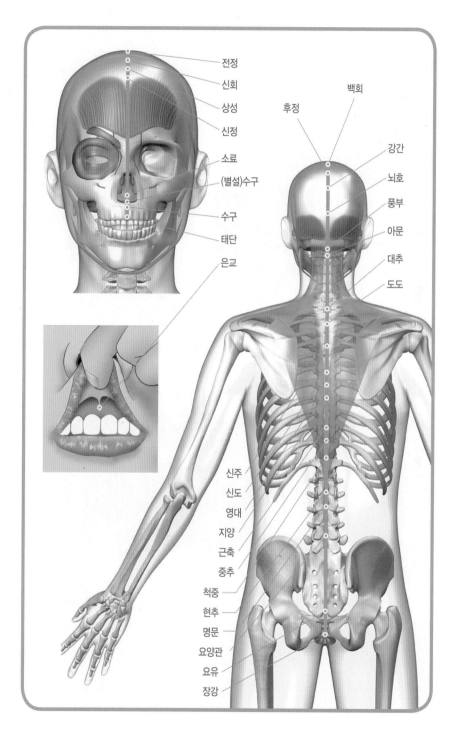

전정
신회
상성
신정
소료
(별설)수구
수구
태단
은교

백회
후정
강간
뇌호
풍부
아문
대추
도도

신주
신도
영대
지양
근축
중추
척중
현추
명문
요양관
요유
장강

# 장강·요유·요양관·명문·현추·척중

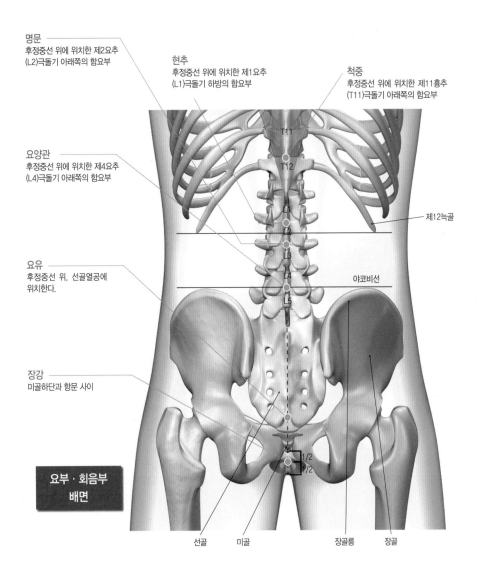

**명문**
후정중선 위에 위치한 제2요추
(L2)극돌기 아래쪽의 함요부

**현추**
후정중선 위에 위치한 제1요추
(L1)극돌기 하방의 함요부

**척중**
후정중선 위에 위치한 제11흉추
(T11)극돌기 아래쪽의 함요부

**요양관**
후정중선 위에 위치한 제4요추
(L4)극돌기 아래쪽의 함요부

제12늑골

**요유**
후정중선 위, 선골열공에
위치한다.

야코비선

**장강**
미골하단과 항문 사이

요부 · 회음부
배면

선골          미골                장골릉      장골

## GV1 장강

**짚는 방법** ▶ 복와위로 하고 미골하단의 아래쪽으로 항문과의 사이에 짚는다.

**해부** 항문미골인대, 외항문괄약근, 〈근지〉 음부신경(하직장신경), 〈피지〉 음부신경(하직장신경), [혈관] 내음부동맥(하직장동맥)

**임상** 항문질환(치질, 치루, 탈항) 등

**용어풀이** ▶ '장'은 길다, 자라다, 기르다, 번성하다 등, '강'은 강하다, 튼튼함, 심신의 힘이 강하다 등의 뜻을 지닌다. 양기를 늘리고 심신을 길러서 튼튼하게 만드는 경혈을 의미한다.

## GV2 요유

**짚는 방법** ▶ 둔열의 직상에서, 선골열공의 함요부에 짚는다.

**해부** 천후선미인대, 〈피지〉 선골신경후지, [혈관] 하둔동맥

**임상** 요통, 요부의 냉감, 치질, 방광마비 등

**용어풀이** ▶ '요'는 요부, '유'는 붓는다, 고치다, 나르다 등의 의미를 지니며, 요부의 질환을 고치는 경혈이다.

## GV3 요양관

**짚는 방법** ▶ 제4·제5요추극돌기 사이의 함요부에 짚는다.
※제4요추극돌기는 야코비선과 후정중선과의 교차점에 위치한다.

**해부** 극상인대, 극간인대, 극간근, 〈근지〉 요신경후지, 〈피지〉 요신경후지, [혈관] 요동맥배지

**임상** 요통, 하지 신경통 및 류머티즘 관절염, 관절염이나 관절통, 요부 및 하복부의 냉감, 유뇨증, 요의빈수, 방광염, 방광마비, 변비 등

**용어풀이** ▶ '양'은 양경을, '관'은 둑, 칸막이, 빗장, 출입하는 곳 등의 뜻이 있어, 양경의 맥기가 출입하여 병을 고치는 경혈이다.

## GV4 명문

**짚는 방법** ▶ 제2·제3요추극돌기 사이의 함요부에 짚는다.
※제2요추극돌기는 양측의 제12늑골단을 연결하는 선과 후정중선과의 교차점에 위치한다.

**해부** 극상인대, 극간인대, 극간근, 〈근지〉 요신경후지, 〈피지〉 요신경후지, [혈관] 요동맥배지

**임상** 요통, 요추 결핵, 정력감퇴, 부인과계질환(특히 자궁출혈), 비출혈·장출혈·치질 출혈 등 출혈 증상 전반 등

**용어풀이** ▶ '명'은 생명, 생명력 등으로 여기서는 양신 사이에서 선천적인 원기가 깃든 곳을 뜻한다. '문'은 출입구를 의미한다. 생명력이 출입하는 곳으로 신장과 밀접한 관련이 있는 경혈이다.

## GV5 현추

**짚는 방법** ▶ 제2요추극돌기를 찾아, 그 하나 위인 제1·제2요추극돌기 사이의 함요부에 짚는다.

**해부** 극상인대, 극간인대, 극간근, 〈근지〉 요신경후지, 〈피지〉 요신경후지, [혈관] 요동맥배지

**임상** 요통, 요추 결핵, 소화기계 질환(구토, 소화불량, 위염, 장염, 설사) 등

**용어풀이** ▶ '현'은 걸다, 걸치다 등의 뜻을 지니며, '추'는 중요의 의미로 사용되고 있다. 여기서는 삼초와 밀접한 관련이 있는 경혈을 의미한다.

## GV6 척중

**짚는 방법** ▶ 제2요추극돌기를 찾아, 그 위에 3극돌기를 올린 제11·제12흉추극돌기 사이의 함요부에 짚는다.

**해부** 극상인대, 극간인대, 〈피지〉 흉신경후지, [혈관] 늑간동맥배근

**임상** 척수염, 척추 결핵 등

**용어풀이** ▶ '척'은 척주, '중'은 중앙을 가리킨다. 척주 중앙에 있는 경혈이다.

# 중추 · 근축 · 지양 · 영대 · 신도 · 신주

**신주**
후정중선상에 위치한 제3흉추(T3)
극돌기 아래쪽의 함요부

**승모근**

**견갑극**

**견갑극내단**

**견봉**

**상배부배면**

**신도**
후정중선상에 위치한 제5흉추
(T5)극돌기 아래쪽의 함요부

**영대**
후정중선상에 위치한 제6흉추
(T6)극돌기 아래쪽의 함요부

**지양**
후정중선상에 위치한 제7흉추
(T7)극돌기 아래쪽의 함요부

**견갑골**

**견갑골하각**

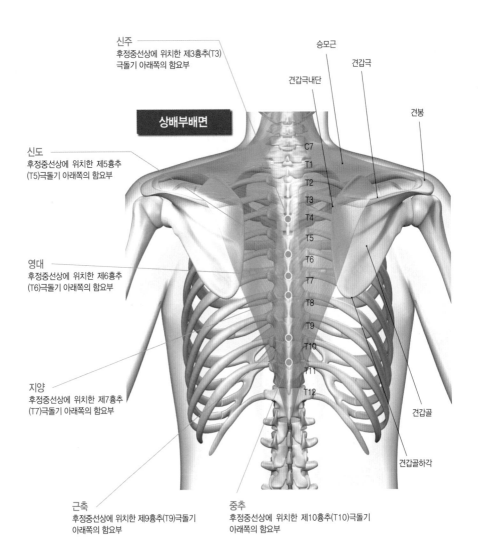

C7
T1
T2
T3
T4
T5
T6
T7
T8
T9
T10
T11
T12

**근축**
후정중선상에 위치한 제9흉추(T9)극돌기
아래쪽의 함요부

**중추**
후정중선상에 위치한 제10흉추(T10)극돌기
아래쪽의 함요부

## GV7 중추

**짚는 방법** 좌우의 견갑골하각을 연결하는 선과 후정중선과의 교차점의 제7흉추극돌기를 찾아, 3극돌기 내려간 제10 · 제11흉추극돌기 사이의 함요부에 짚는다.

**해부** 극상인대, 극간인대, 〈피지〉 흉신경후지, [혈관] 늑간동맥배지

**임상** 식도경련, 배부통, 늑간신경통, 소아 감충증 등

**용어풀이** '중'은 안, 맞다 등의 뜻이 있고, '추'는 중요라는 뜻이 있다. 신체의 정중앙에 있는 중요한 경혈이라는 의미가 있다.

## GV8 근축

**짚는 방법** 좌우의 견갑골하각을 연결하는 선상으로 제7흉추극돌기를 찾아, 2극돌기를 내려간 제9 · 제10흉추극돌기 사이의 함요부에 짚는다.

**해부** 극상인대, 극단인대, 〈피지〉 흉신경후지, [혈관] 늑간동맥배지

**임상** 배부통, 중풍(뇌졸중후유증), 소아마비, 안면신경통 및 마비성질환, 간질, 히스테리 등

**용어풀이** '근'은 힘줄, 근육의 뜻을 지니며, 오장색체표의 오주에서 간에 속한다. '축'은 줄이다. 다스리다의 뜻이 있으며, 근육을 수축하는 곳으로, 근육의 이완을 조이며 간과 관련된 경혈이다.

## GV9 지양

**짚는 방법** 좌우의 견갑골하각을 연결하는 선상에서, 제7흉추극돌기를 찾아, 그 극돌기 아래쪽의 함요부에 짚는다.

**해부** 극상인대, 극간인대, 〈피지〉 흉신경후지, [혈관] 늑간동맥배지

**임상** 신염, 위질환(식욕부진, 위산과다증, 위 무력증), 배부통 등

**용어풀이** '지'는 도달하다. '양'은 배부를 가리키며 양으로 가는 곳에 있으며, 본혈보다 위쪽을 인신의 양부라고 하고 양과 관련된 경혈이다.

## GV10 영대

**짚는 방법** 제7흉추극돌기를 찾아서, 그 하나 위인 제6 · 제7흉추극돌기 사이의 함요부에 짚는다.

**해부** 극상인대, 극간인대, 〈피지〉 흉신경후지, [혈관] 늑간동맥배지

**임상** 천식, 기침, 배부통 등

**용어풀이** '영'은 영혼, 신의 존령, 불가사의한 것 등의 뜻이 있으며 여기서는 심장을 가리킨다. '대'는 위에 물건을 올려놓고 받치는 것, 사물의 원인이 되는 것의 의미가 있다. 심장을 싣는 곳이라는 의미로, 심장과 관련된 경혈이다.

## GV11 신도

**짚는 방법** 제7흉추극돌기를 찾아서, 그보다 2개 위인 제5 · 제6흉추극돌기 사이의 함요부를 짚는다.

**해부** 극상인대, 극간인대, 〈피지〉 흉신경후지, [혈관] 늑간동맥배지

**임상** 기능적질환(신경쇠약, 히스테리, 간질, 소아 경련 등), 심계항진증 등

**용어풀이** '신'은 하늘의 신, 정신, 심 등의 뜻이 있으며 오장색체표의 오정으로 심에 속한다. '도'는 길을 뜻하고, 심장에 통하는 곳, 심장과 관련된 경혈이다.

## GV12 신주

**짚는 방법** 후정중선과 견갑극내단의 수평선으로 교차하는 지점인 제3흉추극돌기 아래쪽의 함요부에 짚는다.

**해부** 극상인대, 극간인대, 〈피지〉 흉신경후지, [혈관] 늑간동맥배지

**임상** 척수염, 척추 결핵 등

**용어풀이** '신'은 신체, 체간. '주'는 기둥, 지지하는 물건, 즉 지주를 가리키며 신체의 중요한 곳에 있다는 의미이다.

# 도도·대추·아문·풍부·뇌호·강간

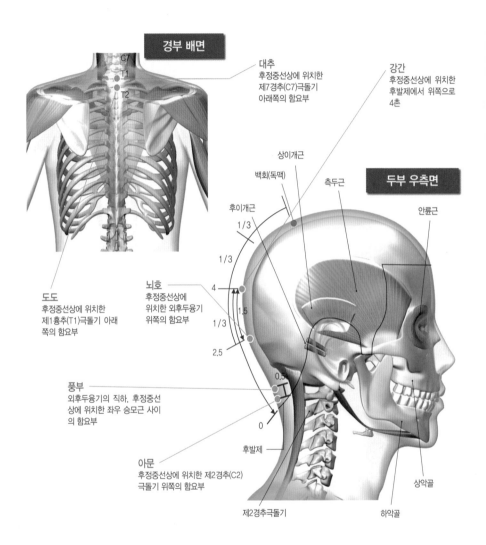

**경부 배면**

C7
T1
T2

**대추**
후정중선상에 위치한
제7경추(C7)극돌기
아래쪽의 함요부

**강간**
후정중선상에 위치한
후발제에서 위쪽으로
4촌

상이개근

백회(독맥)

측두근

**두부 우측면**

후이개근

1/3

1/3

안륜근

**도도**
후정중선상에 위치한
제1흉추(T1)극돌기 아래
쪽의 함요부

**뇌호**
후정중선상에
위치한 외후두융기
위쪽의 함요부

4

1.5

1/3

2.5

0.5

**풍부**
외후두융기의 직하, 후정중선
상에 위치한 좌우 승모근 사이
의 함요부

0

후발제

**아문**
후정중선상에 위치한 제2경추(C2)
극돌기 위쪽의 함요부

제2경추극돌기

상악골

하악골

## GV13 도도

**짚는 방법** 후경부에서 가장 융기한 극돌기인 제7경추극돌기를 찾아서, 그 하나 아래인 제1 · 제2흉추극돌기 사이의 함요에 짚는다.

**해부** 극상인대, 극간인대, 〈피지〉 흉신경후지, [혈관] 늑간동맥배지

**임상** 감기, 두통, 두중, 어지럼증, 항강(목덜미 결림) 등

**용어풀이** '도'는 도자기, 펼치다, 기뻐하다, 기르다 등, '도'는 길의 뜻이 있다. 길을 열다, 즉 양맥의 바다(독맥을 가리킴)로서 양기의 운행을 발양하는 곳에서 양기의 울대에서 생기는 병의 효과가 있는 경혈이다.

## GV14 대추

**짚는 방법** 후경부에서 가장 융기하고 있는 제7경추극돌기를 찾아서, 제7경추 · 제1흉추극돌기 사이의 함요부에 짚는다.

**해부** 극상인대, 극간인대, 극간근, 〈근지〉 경신경후지, 〈피지〉 경신경후지, [혈관] 경횡동맥상행지

**임상** 경항강(목덜미 결림), 두통, 비출혈, 비염이나 편도염으로 인한 발열 등

**용어풀이** '대'는 크다, 중요 등, '추'는 추골을 뜻하며, 큰 추골의 의미로 제7경추(융추)를 가리킨다. 또한 모든 양경과 만나 양병에 사용하는 중요한 경혈을 의미한다.

## GV15 아문

**짚는 방법** 항와의 중앙에서 후발제의 위쪽, 풍부의 아래쪽 0.5촌에 짚는다.

**해부** 항인대, 극간근, 〈근지〉 경신경후지, 〈피지〉 경신경후지, [혈관] 경횡동맥상행지

**임상** 뇌일혈, 고혈압 등으로 인한 언어장애, 경항강(목덜미 결림) 등

**용어풀이** '아'는 말은 할 수 없는 병, '문'은 출입구의 뜻으로 언어장애를 주치하는 경혈을 의미한다.

## GV16 풍부

**짚는 방법** 가볍게 경부를 뒤로 구부려 후발제중앙에서 후두골로 손가락으로 쓸어올렸을 때, 손가락이 멈추는 지점에 짚는다.

**해부** 항인대, 〈피지〉 대후두신경, [혈관] 후두동맥, 경횡동맥상행지

**임상** 비질환(비출혈, 축농증, 비염), 뇌충혈, 뇌일혈, 고혈압, 두통, 신경쇠약, 언어장애 등

**용어풀이** '풍'은 바람, 풍사, 중풍 등, '부'는 사람이나 물건이 모이는 곳, 반응점 등을 뜻하며 감기(외감병사의 하나)가 모이는 곳이라는 의미이다.

## GV17 뇌호

**짚는 방법** 후정중선의 수직선과 외후두융기상연의 수평선의 교차점에 있는 함요부에 짚는다. 옥침(방광경)과 같은 위치

**해부** 후두근, 〈근지〉 안면신경, 〈피지〉 대후두신경, [혈관] 후두동맥

**임상** 뇌충혈, 후두신경통 외

**용어풀이** 뇌의 호구, 뇌의 출입구를 의미한다. 즉 뇌질환의 반응점 · 치료점이 되는 경혈이 된다.

## GV18 강간

**짚는 방법** 뇌호에서 위쪽으로 1.5촌, 뇌호와 백회를 선으로 연결하여 3등분하고 뇌호에서 1/3 지점에 짚는다.

**해부** 모상건막, 〈피지〉 대후두신경, [혈관] 후두동맥

**임상** 두통, 뇌충혈, 고혈압, 간질 등

**용어풀이** '강'은 강하다, 체력이나 기력이 강하다 등, '간'은 사이, 안심하다, 바꿔 치유하다의 의미가 있고, 뇌를 튼튼하게 하는 경혈이다.

# 후정 · 백회 · 전정 · 신회 · 상성

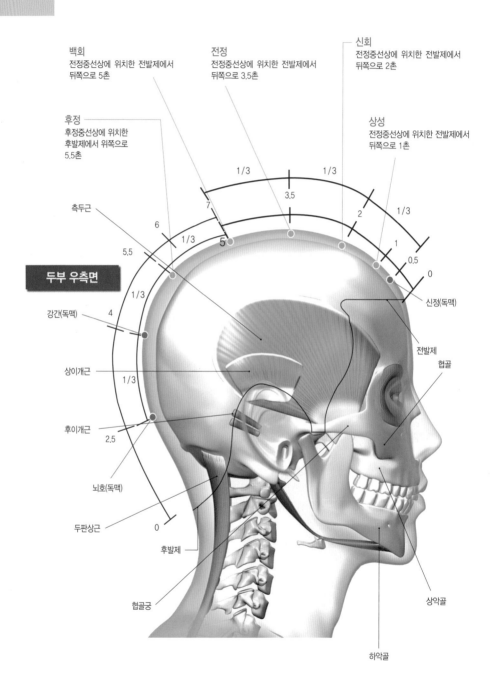

백회
전정중선상에 위치한 전발제에서
뒤쪽으로 5촌

전정
전정중선상에 위치한 전발제에서
뒤쪽으로 3.5촌

신회
전정중선상에 위치한 전발제에서
뒤쪽으로 2촌

후정
후정중선상에 위치한
후발제에서 위쪽으로
5.5촌

상성
전정중선상에 위치한 전발제에서
뒤쪽으로 1촌

측두근

두부 우측면

강간(독맥)

상이개근

후이개근

뇌호(독맥)

두판상근

후발제

협골궁

신정(독맥)

전발제

협골

상악골

하악골

1/3

1/3

7

3.5

1/3

6

5

2

1

1/3

5.5

1/3

0.5

1/3

0

4

1/3

2.5

0

## GV19 후정

**짚는 방법** 뇌호에서 위쪽으로 3촌, 뇌호와 백회를 선으로 연결하여 3등분하고, 백회에서 1/3 지점에 짚는다.

**해부** 모상건막, 〈피지〉 대후두신경, [혈관] 후두동맥

**임상** 두통, 어지럼증 등

**용어풀이** '후'는 뒤, '정'은 정상, 두정골. 본혈은 전정에 대응하는 경혈명으로 두정부의 백회 뒤쪽에 있는 경혈을 의미한다.

## GV20 백회

**짚는 방법** 귀를 접었을 때, 좌우이첨을 연결하는 선의 중간에 짚는다.

**해부** 모상건막, 〈피지〉 대후두신경(삼차신경 제1지), [혈관] 안와상동맥, 천측두동맥, 후두동맥

**임상** 뇌질환 전반(뇌충혈, 뇌일혈, 고혈압, 신경쇠약, 간질, 불면증, 두통 등), 비질환(축농증 등), 항문질환(치핵, 탈항) 등

**용어풀이** '백'은 백번, 많다, 충분 등의 뜻이 있으며, '회'는 만나다, 합하다, 어울리다 등의 의미가 있다. 이 점에서 본혈은 많은 경맥이 모여 어울리는 곳을 뜻하며, 인신의 양기를 다스리는 데 중요한 경혈이다.

## GV21 전정

**짚는 방법** 백회에서 앞쪽으로 1.5촌, 백회와 신정을 선으로 연결하여 3등분하고, 백회에서 1/3지점에 짚는다.

**해부** 모상건막, 〈피지〉 안신경(삼차신경 제1지), [혈관] 안와상동맥

**임상** 백회의 보조혈

**용어풀이** '전'은 앞, '정'은 정상, 두정골. 본혈은 후정에 대응하는 경혈명으로 두정부의 백회 앞쪽에 있는 경혈을 의미한다.

## GV22 신회

**짚는 방법** 백회에서 앞쪽으로 3촌, 백회와 신정을 연결하여 3등분하고, 신정에서 1/3 지점에 짚는다.

**해부** 모상건막, 전두근, 〈근지〉 안면신경(측두지 · 협골지), 〈피지〉 안신경(삼차신경 제1지), [혈관] 안와상동맥

**임상** 신경쇠약, 불면증, 고혈압, 두통, 축농증 등

**용어풀이** '신'은 두개골을 본떠 만든 문자로, 정상 등, '회'는 만나다, 합하다, 어울리다 등의 의미가 있다. 두개골로 대천문부에 닿는 곳에 있는 경혈이다.

## GV23 상성

**짚는 방법** 신회에서 앞쪽으로 전발제와의 중간에 짚는다.

**해부** 전두근, 〈근지〉 안면신경(측두지 · 협골지), 〈피지〉 안신경(삼차신경 제1지), [혈관] 활차상동맥, 안와상동맥

**임상** 안질환, 비질환, 안와상신경통 등

**용어풀이** '상'은 위, 머리, '성'은 별, 작은 점을 뜻하며 두부에 있는 중요한 경혈이라는 의미이다.

# 신정 · 소료 · 수구 · 태단 · 은교

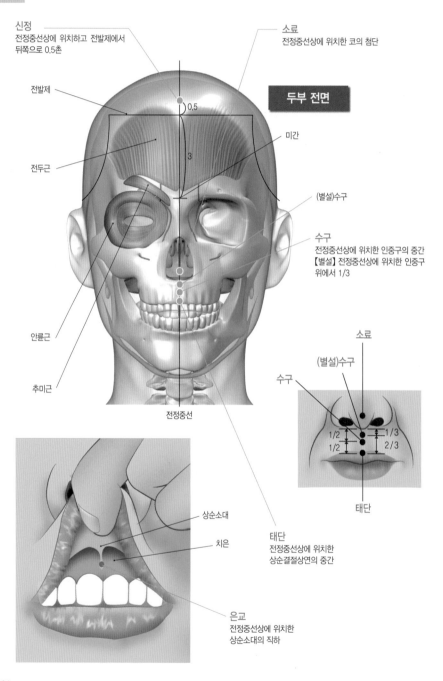

**신정**
전정중선상에 위치하고 전발제에서
뒤쪽으로 0.5촌

**소료**
전정중선상에 위치한 코의 첨단

**두부 전면**

전발제

전두근

미간

(별설)수구

**수구**
전정중선상에 위치한 인중구의 중간
【별설】 전정중선상에 위치한 인중구
위에서 1/3

안륜근

추미근

전정중선

소료

(별설)수구

수구

1/2    1/3
1/2    2/3

태단

상순소대

치은

**태단**
전정중선상에 위치한
상순결절상연의 중간

**은교**
전정중선상에 위치한
상순소대의 직하

## GV24 신정

**짚는 방법** 전발제에서 뒤쪽으로 0.5촌, 전발제가 분명치 않은 경우는 미간의 중점에서 위쪽으로 3.5촌에 짚는다.

**해부** 전두근, 〈근지〉 안면신경(측두지 · 협골지), 〈피지〉 안신경(삼차신경 제1지), [혈관] 활차상동맥, 안와상동맥

**임상** 신경쇠약, 불면증, 고혈압, 두통, 축농증 등

**용어풀이** '신'은 신, 정신, 마음, '정'은 정원, 정신 · 신경질환을 주치하는 경혈을 의미한다.

## GV25 소료

**짚는 방법** 코 끝 중앙으로, 손가락으로 누르면 특히 우그러지는 곳에 짚는다.

**해부** 〈피지〉 안신경(삼차신경 제1지), [혈관] 안면동맥, 비배동맥

**임상** 코막힘, 비출혈 등

**용어풀이** '소'는 근원, 흰 실, 있는 그대로, '료'는 모서리, 코 끝에 있는 경혈을 의미한다.

## GV26 수구

**짚는 방법** 전정중선 위에서, 비중격 직하와 상순결절상연의 중간에 짚는다.

**해부** 구륜근, 〈근지〉 안면신경(협근지 · 하악연지), 〈피지〉 상악신경(삼차신경 제2지), [혈관] 상순동맥

**임상** 뇌충혈, 뇌일혈, 히스테리, 간질 등의 증상이나 긴급한 사고 등에 인한 인사불성 시의 주의에 사용된다.

**용어풀이** 물의 도랑, 즉 콧물이 흐르는 도랑(인중)에 있는 경혈이다.

## GV27 태단

**짚는 방법** 전정중선 위에서, 상순결절상연에 짚는다.

**해부** 구륜근, 〈근지〉 안면신경(협근지 · 하악연지), 〈피지〉 상악신경(삼차신경 제2지), [혈관] 상순동맥

**임상** 안면신경마비(별로 사용하지 않는다) 등

**용어풀이** '태'는 바꾸다, 교체하다, 매끄러움, 이행부, '단'은 가장자리. 상순중앙선단으로 피부와 점막의 이행부에 있는 경혈을 의미한다.

## GV28 은교

**짚는 방법** 상순을 들어 올려서 상순소대와 치은과의 이행부에 짚는다.

**해부** 상순소대, 〈피지〉 상악신경(삼차신경 제2지), [혈관] 전상치조동맥

**임상** 현재는 별로 사용하지 않는다.

**용어풀이** '은'은 잇몸, 상치은, '교'는 어울리다. 잇몸 부위에 있어 임맥, 독맥 및 위경과 만나는 곳에 있는 경혈을 의미한다.

# 14 임맥

소골반강에서 일어나 회음부로 나와 생식기에 귀속되어 서혜부(inguinal region)에서 복부정중선을 상행하고 다시 흉부정중선을 올라 인후부를 돌아 구순에 이르러 독맥과 합쳐진다. 다른 가지는 구순에서 하안와에 이르러 승읍혈에서 위경과 합쳐진다.

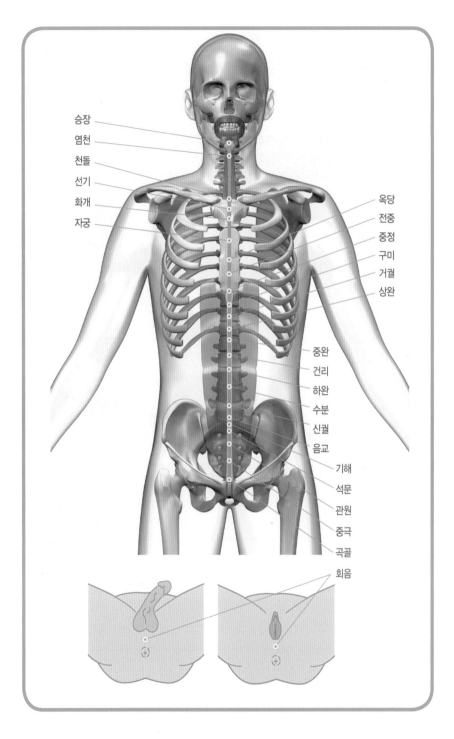

승장
염천
천돌
선기
화개
자궁

옥당
전중
중정
구미
거궐
상완

중완
건리
하완
수분
신궐
음교
기해
석문
관원
중극
곡골
회음

# 회음 · 곡골 · 중극 · 관원 · 석문 · 기해

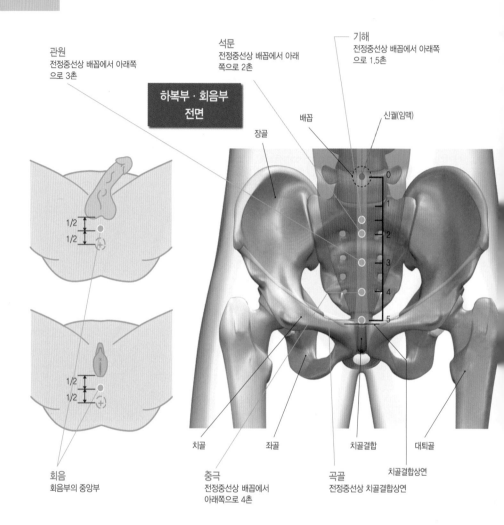

**관원**
전정중선상 배꼽에서 아래쪽
으로 3촌

**석문**
전정중선상 배꼽에서 아래
쪽으로 2촌

**기해**
전정중선상 배꼽에서 아래쪽
으로 1.5촌

하복부 · 회음부
전면

**배꼽**

**신궐(임맥)**

**장골**

1/2
1/2

1/2
1/2

**회음**
회음부의 중앙부

**치골**

**좌골**

**치골결합**

**대퇴골**

**치골결합상연**

**중극**
전정중선상 배꼽에서
아래쪽으로 4촌

**곡골**
전정중선상 치골결합상연

## CV1 회음

**짚는 방법** 측와위 또는 슬흉위에서, 남성은 항문과 음낭근부를 연결하는 선의 중간에, 여성은 항문과 후음순교련을 연결하는 선의 중간에 짚는다.

**해부** 회음건중심, 외항문괄약근, 〈근지〉 음부신경, 〈피지〉 후대퇴피신경(회음지), 음부신경(하직장신경 · 회음신경), [혈관] 내음부동맥

**임상** 만성항문질환 등

**용어풀이** '회'는 서로 만나다, 집결하다. '음'은 전음, 후음(생식기와 항문)을 가리키고, 회음부에 있는 경혈을 의미한다.

## CV2 곡골

**짚는 방법** 하복부 정중선상에서 치골결합상연에 짚는다.

**해부** 백선, 〈피지〉 장골하복신경(전피지), 장골서경신경, [혈관] 천복벽동맥, 하복벽동맥

**임상** 비뇨기계질환(요도염, 방광염, 방광마비, 요폐), 생식기질환(하복부통, 대하) 등

**용어풀이** 곡골은 현재의 치골에 해당하며 그 근위에 있는 부위를 가리키는 경혈명이다.

## CV3 중극

**짚는 방법** 하복부 정중선상에서 배꼽 아래쪽으로 4촌, 곡골 위쪽으로 1촌에 짚는다.

**해부** 백선, 〈피지〉 장골하복신경(전피지), [혈관] 천복벽동맥, 하복벽동맥

**임상** 방광질환(방광염, 방광마비, 요도염, 야뇨증), 생식기질환(전립선염, 자궁내막염, 대하, 월경불순, 월경통, 불임증, 하복부의 냉감이나 긴장감), 좌골신경통 등

**용어풀이** '중'은 안, 맞다. '극'은 극에 달하다, 최상위, 혹은 중요. 여기서는 중요기관을 안에 포함하고 있으므로 극이라고 하고 중요기관의 반응점 · 치료점임을 의미한다.

## CV4 관원

**짚는 방법** 배꼽(신궐)과 곡골을 연결하는 선의 중간에서 아래쪽으로 0.5촌에 짚는다.

**해부** 백선, 〈피지〉 늑간신경(전피지), 장골하복신경(전피지), [혈관] 천복벽동맥, 하복벽동맥

**임상** 소장질환(소화불량, 장염), 생식기 질환(정소염, 자궁질환, 불임증, 월경불순, 월경통), 비뇨기 질환(요폐, 요의빈수, 야뇨증), 항문질환 등

**용어풀이** '관'은 관문, 칸막이, 빗장, 중요. '원'은 사람이 모이는 근원, 처음, 크다. 선천적 원기와 후천적 원기가 모이는 중요한 경혈이다.

## CV5 석문

**짚는 방법** 배꼽(신궐)과 곡골을 연결하는 선의 중간에서 위쪽으로 0.5촌에 짚는다.

**해부** 백선, 〈피지〉 늑간신경(전피지), [혈관] 천복벽동맥, 하복벽동맥

**임상** 소장질환(소화불량, 장염), 생식기질환(정소염, 자궁질환, 불임증, 월경불순, 월경통), 비뇨기질환(요폐, 요의빈수, 야뇨증), 항문질환 등

**용어풀이** '석'은 돌, 돌멩이, 단단한 것의 형용. '문'은 출입구의 의미로, 경결이나 종류 등을 주치하는 경혈을 의미한다.

## CV6 기해

**짚는 방법** 하복부 정중선상에서, 배꼽 아래쪽으로 1.5촌에 짚는다.

**해부** 백선, 〈피지〉 늑간신경(전피지), [혈관] 천복벽동맥, 하복벽동맥

**임상** 장질환(장염, 장산통), 기능적질환(히스테리), 비뇨기질환, 생식기질환(자궁근종, 월경불순), 요통, 하지 냉감 등

**용어풀이** '기'는 정기, 에너지, 수증기 등이고, '해'는 바다, 넓고 크다, 모이다 등의 의미가 있다. 원기가 모이는 곳에 있는 경혈을 의미한다.

# 음교 · 신궐 · 수분 · 하완 · 건리 · 중완

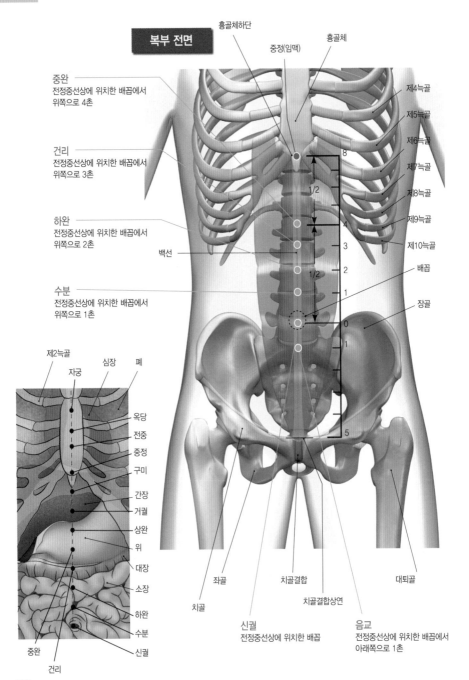

복부 전면

흉골체하단
중정(임맥)
흉골체

중완
전정중선상에 위치한 배꼽에서
위쪽으로 4촌

건리
전정중선상에 위치한 배꼽에서
위쪽으로 3촌

하완
전정중선상에 위치한 배꼽에서
위쪽으로 2촌

백선

수분
전정중선상에 위치한 배꼽에서
위쪽으로 1촌

제4늑골
제5늑골
제6늑골
제7늑골
제8늑골
제9늑골
제10늑골

배꼽

장골

8
1/2
4
3
2
1/2
1
0
1

5

제2늑골
자궁
심장
폐

옥당
전중
중정
구미
간장
거궐
상완
위
대장
소장
하완
수분
신궐

중완
건리

좌골
치골
신궐
전정중선상에 위치한 배꼽
치골결합
치골결합상연
대퇴골
음교
전정중선상에 위치한 배꼽에서
아래쪽으로 1촌

## CV7 음교

**짚는 방법** ▶ 하복부정중선상에서, 배꼽 아래쪽으로 1촌에 짚는다.

**해부** 백선, 〈피지〉 늑간신경(전피지), [혈관] 천복벽동맥, 하복벽동맥

**임상** 장질환(장염, 장산통), 기능적질환(히스테리), 비뇨기질환, 생식기질환(자궁근종, 월경불순), 요통, 하지의 냉감 등

**용어풀이** ▶ '음'은 그늘, 음경의 의미가 있고, '교'는 교차하다라는 의미가 있다. 임맥, 소음신경과 충맥(기경)이 교차하는 곳에 있는 경혈이다.

## CV8 신궐

**짚는 방법** ▶ 배꼽에 짚는다.

**해부** 〈피지〉 늑간신경(전피지), [혈관] 천복벽동맥, 하복벽동맥, 상복벽동맥

**임상** 소화기계 질환(소화불량, 식욕부진, 위염), 부인과질환(자궁탈 등), 여름을 탐, 전신권태 등

**용어풀이** ▶ '신'은 신, 정신, 마음의 의미로, '궐'은 문을 뜻한다. 심장에 깃든 정신이 드나드는 경혈을 의미한다.

## CV9 수분

**짚는 방법** ▶ 상복부 정중선상에서, 배꼽 위쪽으로 1촌에 짚는다.

**해부** 백선, 〈피지〉 늑간신경(전피지), [혈관] 상복벽동맥

**임상** 위질환(특히 위하수나 위염 등의 위내정수), 신염, 소변불리, 설사 등

**용어풀이** ▶ 물의 청탁을 나누는 곳에 있는 경혈로, 불필요한 수분은 여기에서 방광으로, 불필요한 찌꺼기는 대장으로 보내진다.

## CV10 하완

**짚는 방법** ▶ 상복부 정중선상에서, 배꼽 위쪽으로 2촌에 짚는다.

**해부** 백선, 〈피지〉 늑간신경(전피지), [혈관] 상복벽동맥

**임상** 위질환(위하수, 위확장, 위경련 등), 신장질환 등

**용어풀이** ▶ '하'는 아래, '완'은 위, 기름의 의미가 있고, 상완, 중완에 대응하는 혈명으로 위의 하부(유문부)에 있는 위질환을 주치하는 경혈을 의미한다.

## CV11 건리

**짚는 방법** ▶ 상복부 정중선상에서, 중완을 짚고, 그 아래쪽 1촌에 짚는다.

**해부** 백선, 〈피지〉 늑간신경(전피지), [혈관] 상복벽동맥

**임상** 위질환(위하수, 위확장, 위경련 등), 신장질환 등

**용어풀이** ▶ '건'은 짓다, 서다, 일어나다, '리'는 마을, 가는 길, 행정(行程)이라는 의미가 있다. 위 다음에 오는 소장이 시작되는 곳에 있는 경혈을 의미한다.

## CV12 중완

**짚는 방법** ▶ 상복부 정중선상에서, 흉골체하단(중정)과 배꼽(신궐)의 중간에 짚는다.

**해부** 백선, 〈피지〉 늑간신경(전피지), [혈관] 상복벽동맥

**임상** 위질환, 장염, 장산통, 자궁이나 내장의 위치이상, 오조(입덧), 신경쇠약, 불면증 등

**용어풀이** ▶ '중'은 안, '완'은 위, 기름의 의미가 있다. 위의 중앙부에 있으며, 위질환의 반응점·치료점으로서 중요한 경혈이다.

# 상완·거궐·구미·중정·전중·옥당

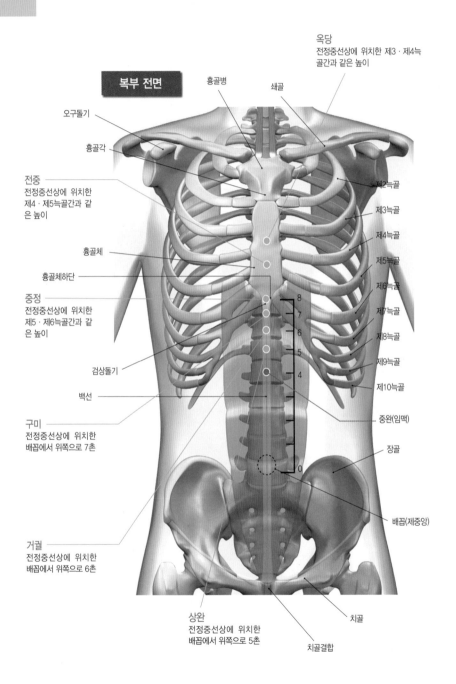

**복부 전면**

옥당
전정중선상에 위치한 제3·제4늑
골간과 같은 높이

흉골병

쇄골

오구돌기

흉골각

전중
전정중선상에 위치한
제4·제5늑골간과 같
은 높이

흉골체

흉골체하단

중정
전정중선상에 위치한
제5·제6늑골간과 같
은 높이

검상돌기

백선

구미
전정중선상에 위치한
배꼽에서 위쪽으로 7촌

거궐
전정중선상에 위치한
배꼽에서 위쪽으로 6촌

상완
전정중선상에 위치한
배꼽에서 위쪽으로 5촌

제2늑골
제3늑골
제4늑골
제5늑골
제6늑골
제7늑골
제8늑골
제9늑골
제10늑골

중완(임맥)

장골

배꼽(제중앙)

치골

치골결합

## CV13 상완

**짚는 방법** ▶ 상복부 정중선상에서, 중완을 짚고 그 위쪽으로 1촌에 짚는다.

**해부** 백선, 〈피지〉 늑간신경(전피지), [혈관] 상복벽동맥

**임상** 위질환, 위염, 장산통, 자궁이나 내장의 위치이상, 오조(입덧), 신경쇠약, 불면증 등

**용어풀이** ▶ '상'은 위, '완'은 위(胃), 기름의 의미가 있으며, 위의 상부(분문부)에 있는 위질환을 주치하는 경혈이다.

## CV14 거궐

**짚는 방법** ▶ 상복부 정중선상에서, 중완을 짚고 그 위쪽으로 2촌에 짚는다.

**해부** 백선, 〈피지〉 늑간신경(전피지), [혈관] 상복벽동맥

**임상** 심장질환(심장부의 동통, 심계항진증, 협심증 등), 위질환(위경련, 위산과다, 위확장, 제4늑골간 등), 천식, 기침, 상·하지의 신경통이나 류머티즘 관절염, 요통 등

**용어풀이** ▶ '거'는 크다, 중요, '궐'은 문을 의미한다. 심경의 모혈로서 심장의 정기가 출입하는 곳의 의미로, 심장질환의 반응점·치료점으로서 중요한 경혈임을 의미한다.

## CV15 구미

**짚는 방법** ▶ 상복부 정중선상에서, 흉골체하단의 아래쪽으로 1촌에 짚는다.

**해부** 백선, 〈피지〉 늑간신경(전피지), [혈관] 상복벽동맥

**임상** 심장신경증, 천식, 기관지염, 신경쇠약, 흘역(딸꾹질), 구토 등

**용어풀이** ▶ 구미는 현재 흉골 검상돌기를 가리키며, 그 근위(직하)에 있는 경혈을 의미한다.

## CV16 중정

**짚는 방법** ▶ 전정중선상과 흉골체하단이 교차하는 지점에 짚는다.

**해부** 〈피지〉 늑간신경(전피지), [혈관] 내흉동맥의 가지

**임상** 심장부의 통증, 식도협착 등

**용어풀이** ▶ '중'은 안, 맞다. '정'은 정원, 집 앞의 광장 등의 의미가 있다. 심장부의 앞마당에 해당하는 곳에 있는 경혈이다.

## CV17 전중

**짚는 방법** ▶ 흉골전면의 정중선상, 양 유두를 연결하는 선과의 교차점으로, 제4·제5늑골간의 높이에 짚는다.

**해부** 〈피지〉 늑간신경(전피지), [혈관] 내흉동맥의 가지

※제4늑간에 선천성흉골열공이 생기는 경우가 있다. 침술 때는 주의한다.

**임상** 협심증 등 심장질환, 신경쇠약, 히스테리, 늑간신경통, 유즙분비부족, 배부통 등

**용어풀이** ▶ '전'은 피부를 벗다, 담(담낭), 심포, '중'은 안, 맞다 등의 의미가 있으며 심장 아래의 심포 장소에 있는 모혈로서 중요한 경혈이다.

## CV18 옥당

**짚는 방법** ▶ 흉골각(제2늑골의 높이)을 기준으로, 흉골전면의 정중선상에서 제3·제4늑골간의 높이에 짚는다.

**해부** 〈피지〉 늑간신경(전피지), [혈관] 내흉동맥의 가지

**임상** 협심증 등 심장질환, 신경쇠약, 히스테리, 늑간신경통, 유즙분비부족, 배부통 등

**용어풀이** ▶ 아름다운 전당이라는 의미가 있으며 심장부에 있는 경혈을 의미한다.

# 자궁·화개·선기·천돌·염천·승장

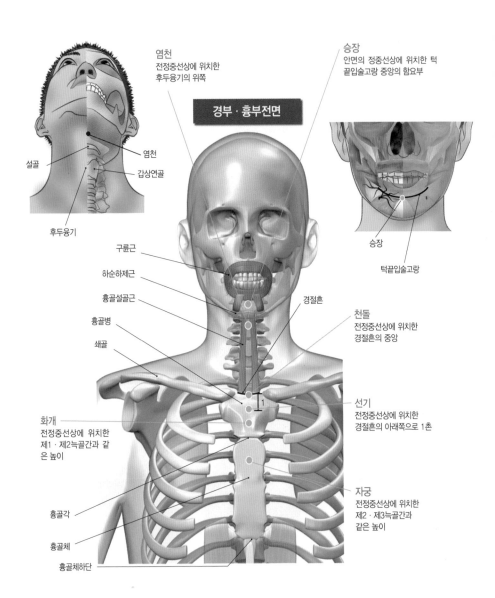

경부 · 흉부전면

**염천**
전정중선상에 위치한
후두융기의 위쪽

**승장**
안면의 정중선상에 위치한 턱
끝입술고랑 중앙의 함요부

설골

염천

갑상연골

후두융기

구륜근

하순하제근

흉골설골근

흉골병

쇄골

경절흔

승장

턱끝입술고랑

**천돌**
전정중선상에 위치한
경절흔의 중앙

**선기**
전정중선상에 위치한
경절흔의 아래쪽으로 1촌

1

**화개**
전정중선상에 위치한
제1·제2늑골간과 같
은 높이

흉골각

흉골체

흉골체하단

**자궁**
전정중선상에 위치한
제2·제3늑골간과
같은 높이

## CV19 자궁

**짚는 방법** ▶ 흉골전면의 정중선상으로, 흉골각(제2늑골 높이)의 아래쪽 제2 · 제3늑간의 높이에 짚는다.

**해부** 〈피지〉 늑간신경(전피지), [혈관] 내흉동맥의 가지
**임상** 전중의 보조혈

**용어풀이** ▶ 경혈명은 군주의 옥좌를 의미하며, 심장부에 있는 중요한 경혈을 의미한다.

## CV20 화개

**짚는 방법** ▶ 흉골전면의 정중선상에서, 흉골각(제2늑골의 높이)의 위쪽 제1 · 제2늑간의 높이에 짚는다.

**해부** 〈피지〉 쇄골상신경, 늑간신경(전피지), [혈관] 내흉동맥의 가지
**임상** 협심증 등 심장질환, 신경쇠약, 히스테리, 늑간신경통, 유즙분비부족, 배부통 등

**용어풀이** ▶ 오장의 최상부에 있는 연꽃 모양의 폐를 가리키며 폐와 관련된 경혈을 의미한다.

## CV21 선기

**짚는 방법** ▶ 전정중선상에서, 천돌의 아래쪽 1촌에 짚는다.

**해부** 〈피지〉 쇄골상신경, 늑간신경(전피지), [혈관] 내흉동맥의 가지
**임상** 협심증 등 심장질환, 신경쇠약, 히스테리, 늑간신경통, 유즙분비부족, 배부통 등

**용어풀이** ▶ '선'은 아름다운 붉은 구슬. '기는 둥글지 않은 작은 구슬을 뜻하며, 아름답고 고귀한 구슬로 중요성을 의미한다. 심흉부에 있는 경혈이라는 의미가 있다.

## CV22 천돌

**짚는 방법** ▶ 전정중선상에서, 쇄골경절흔 바로 위의 가장 깊이 파인 곳에 짚는다.

**해부** 흉골설골근, 〈근지〉 경신경올가미, 〈피지〉 경횡신경, [혈관] 하갑상선동맥
**임상** 호흡기계질환(인두염, 기관지염, 천식, 기침, 편도염) 등

**용어풀이** ▶ '천'은 천부, 여기서는 목보다 위 부분을 의미하며 '돌'은 치다. 찌르다 등의 뜻이 있다. 두부의 병변에 대한 효과를 발휘하는 경혈을 의미한다.

## CV23 염천

**짚는 방법** ▶ 전정전중선상에서, 경부를 가볍게 구부려서 설골에 닿는 그 위쪽 함요부에 짚는다.

**해부** 〈피지〉 경횡신경, [혈관] 상갑상선동맥
**임상** 혀나 인후의 질환 등

**용어풀이** ▶ '염'은 뿔, 부근, '천'은 샘물, 솟다. 시작 등의 의미가 있다. 인두융기와 설골의 귀퉁이에 있는 경혈을 의미한다.

## CV24 승장

**짚는 방법** ▶ 안면의 정중선상에서, 턱끝입술고랑의 중앙에 짚는다.

**해부** 구륜근, 하순하제근, 〈근지〉 안면신경(하악연지), 〈피지〉 하악신경(삼차신경 제3지), [혈관] 하순동맥
**임상** 안면신경마비, 삼차신경통, 하치통, 언어장애 등

**용어풀이** ▶ '승'은 받는다. 삼가 받다 등의 의미가 있다. '장'은 국물, 흰 물, 걸쭉한 음료 등을 뜻하며 여기서는 침이나 군침을 가리키고 있다. 침이나 군침을 받는 곳에 있는 경혈을 의미한다.

# 전신을 남김없이 파악하는
# 동양의학의 진찰 방식 '사진'

서양, 동양의학의 차이에 관계없이 치료를 시작하기 전에 관찰 · 진찰을 진행한다. 단, 장기나 기관 등 전신의 관련성을 중시하는 동양의학에서는 보다 종합적으로 심신의 상태를 진단하는 망진, 문진(聞診), 절진, 문진(問診)이라는 4종류의 진찰 방법이 사용되며 이것을 사진(四診)이라고 한다.

망진이란 눈으로 보는 진찰법으로, 환자를 잘 관찰하는 것이다. 체형, 안색, 자세나 걸음걸이까지 진찰하기 때문에 시술 장소로 문을 열고 들어오는 순간부터 시작한다. 예를 들어 모발에 촉촉함이 없고 푸석푸석하다면, 혈허(혈이 부족한 상태)나 신허(신장의 기능이 저하된 상태)를 의심하고, 입술이 거칠어지면 비장의 실조를 의심한다. 혀의 상태를 진단하는 설진은 간단하면서도 심신의 상태를 정확하게 파악할 수 있는 동양의학의 특징적인 진단법이다. 혀의 상태는 모양, 색, 설태의 유무 외에 다양한 판별에 따라 수십 가지로 분류된다.

문진(聞診)은 환자의 체취와 구취, 호흡과 목소리 상태에서 부진의 원인을 찾는 진찰법이다. 목소리의 대소는 허실증을 판정하는 재료가 되고, 호흡 상태로부터 폐 · 신기의 이상 등을 예측할 수 있다. 통상적으로 망진이나 후술하는 문진(問診)과 동시에 진행된다.

절진은 환자를 만지는 진찰법으로 크게 맥진과 복진 · 절경(경락의 촉진)으로 나뉘어진다. 손목에 대어 맥을 짚는 맥진에서는 맥박수와 함께 맥박의 리듬이나 강약 등으로 판단하는 맥상을 중시한다.

문진(問診)은 환자에게서 증상 등을 묻는 것이다. 열이나 통증 등이 언제, 어떻게 일어났는지나 기왕력, 체질 등을 질문하는 점에 대해서는 서양의학과 같다고 말할 수 있다. 단, 통증 등의 분류 방법이나 증후에 따른 변별을 하는 등 세부는 다르다. 또 전신의 연속성을 중시한다는 점에서, 예를 들면, 발의 통증에 대해서 직접 그 부위를 진찰하는 것은 물론, 그 부위를 통과하는 경락 및 관련된 장부의 변조를 고려하면서 원인을 찾아나간다.

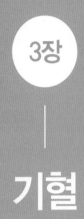

# 기혈

# 기혈 48혈

- 14경맥에 속하지 않으며 명칭, 부위, 주치가 정해져 있다.
- 눌러서 아픈 곳, 기분이 좋아지는 곳으로 경험에서 산출되고 있다.

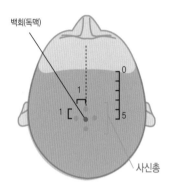

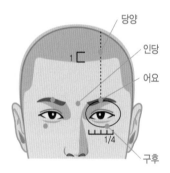

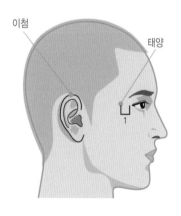

## Ex-HN1 사신총

**짚는 방법** 백회(독맥) [전발제의 뒤쪽 5촌]을 중심으로, 전후 좌우의 각 1촌에 4혈을 짚는다.

임상 두통, 어지럼증, 간질 등

## Ex-HN2 당양

**짚는 방법** 동공의 직상에서 전발제 뒤쪽으로 1촌에 짚는다.

임상 안통, 비폐, 감기 등

## Ex-HN3 인당

**짚는 방법** 안면의 정중선상에서 미간의 중간 함요부에 짚는다.

임상 비질환, 두통, 불면증 등

## Ex-HN4 어요

**짚는 방법** 동공의 직상에서 눈썹의 중간 함요부에 짚는다.

임상 안질환, 안검하수 등

## Ex-HN5 태양 별명:당용

**짚는 방법** 눈썹 가쪽 끝과 외안각의 중간, 뒤쪽으로 1촌 함요부에 짚는다.

임상 두통, 안질환, 치통, 안면신경마비, 삼차신경통 등

## Ex-HN6 이첨

**짚는 방법** 이개를 앞으로 접어서 그 상각에 짚는다.

임상 두통, 고혈압, 안과계질환 등

## Ex-HN7 구후

**짚는 방법** 외안각과 내안각을 연결하여 외안각에서 1/4의 수직선상의 안와하연에 짚는다.

임상 근시, 안검경련 등

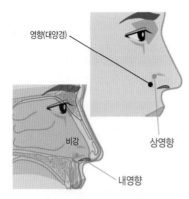

영향(대양경)

비강

상영향

내영향

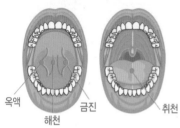

옥액

해천

금진

취천

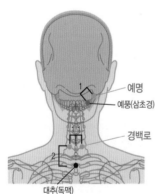

1 예명
예풍(삼초경)

경백로

2

대추(독맥)

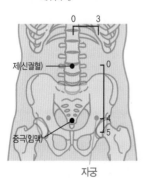

0   3

제 (신궐혈)

0

중극(임맥)

4
5

자궁

## Ex-HN8 상영향

**짚는 방법** 비익외측연, 비순구의 상단에서, 영향(대장경) [비순구중, 비익외측연중점]의 위쪽에 짚는다.

임상  두통, 어지럼증, 간질 등

## Ex-HN9 내영향

**짚는 방법** 영향(대장경)과 대응하는 비강내(비점막)에 짚는다.

임상  비질환, 안과계질환, 어지럼증 등

## Ex-HN10 취천

**짚는 방법** 설상면에서 설정중구의 중간에 짚는다.

임상  천식, 기침, 미각감퇴 등

## Ex-HN11 해천

**짚는 방법** 설하면에서 설소대상의 중간에 짚는다.

임상  가로막 경련, 고열로 인한 언어장애 등

## Ex-HN12 금진

**짚는 방법** 설하면에서 좌측에 있는 정맥상에 짚는다.

임상  구내염, 설염, 후두통 등

## Ex-HN13 옥액

**짚는 방법** 설하면에서 우측에 있는 정맥상에 짚는다.

임상  뇌졸중의 후유증, 구강의 짓무름 등

## Ex-HN14 예명

**짚는 방법** 유양돌기하단에서 예풍(삼초경) [유양돌기하단 전방]의 뒤쪽으로 1촌에 짚는다.

임상  노안, 근시, 백내장, 이하선염, 이명, 어지럼증, 불면증 등

## Ex-HN15 경백로

**짚는 방법** 대추(독맥) [제7경추 · 제1흉추극돌기간]의 위쪽으로 2촌, 후정중선에서 가쪽으로 1촌에 짚는다.

임상  경부 통증, 호흡기계질환 등

## Ex-CA1 자궁

**짚는 방법** 중극(임맥) [배꼽에서 아래쪽으로 4촌] 가쪽으로 3촌에 짚는다.

임상  월경불순, 월경통, 자궁탈, 방광염 등

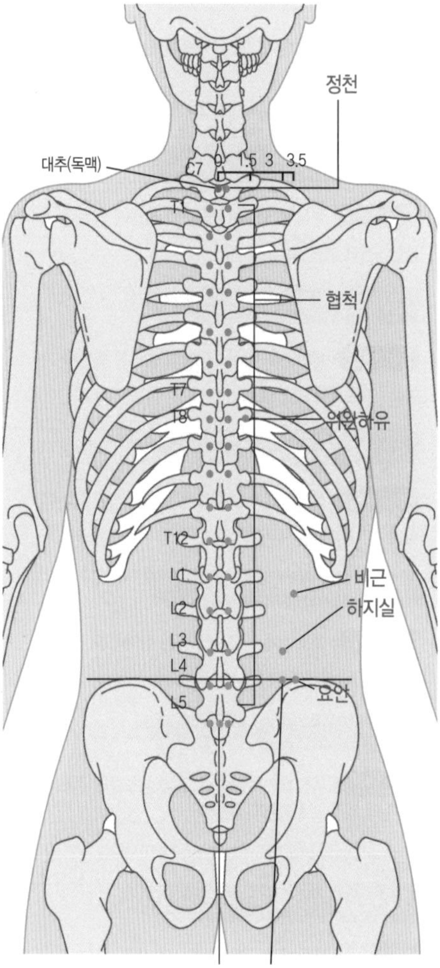

정천

대추(독맥)

C7  0  1.5  3  3.5

T1

협척

T7

T8

위완하유

T12

L1

L2

비근

L3

하지실

L4

L5

요안

십칠추  요의

## Ex-B1 정천

**짚는 방법** 대추(독맥) [제7경추 · 제1흉추극돌기간]의 가쪽으로 0.5촌에 짚는다(가쪽으로 1촌으로 하는 설도 있다).

임상  기침, 천식, 기관지염, 두드러기 등

## Ex-B2 협척

**짚는 방법** 제1흉추에서 5요추극돌기하연까지로 후정중선의 옆쪽으로 0.5촌에 짚는다(좌우 각 17혈, 총 34혈).

임상  흉복부의 만성질환 등

## Ex-B3 위완하유

**짚는 방법** 제8흉추극돌기의 하연에서 가쪽으로 1.5촌에 짚는다.

임상  위통, 흉협통 등

## Ex-B4 비근

**짚는 방법** 제1 · 제2요추극돌기간의 가쪽으로 3.5촌에 짚는다.

임상  위경련, 장산통, 요통 등

## Ex-B5 하지실

**짚는 방법** 제3요추극돌기의 하연에서 가쪽으로 3촌에 짚는다.

임상  요통, 설사, 고환염 등

## Ex-B6 요의

**짚는 방법** 제4요추극돌기의 하연에서 가쪽으로 3촌에 짚는다.

임상  여성의 성기부정출혈, 요통, 척주근육군의 경련 등

## Ex-B7 요안

**짚는 방법** 제4 · 제5요추극돌기간의 가쪽으로 3~4촌에 짚는다.

임상  요통, 생식기계 질환(정소염, 난소염) 등

## Ex-B8 십칠추

**짚는 방법** 제5요추극돌기의 하연 함요부에 짚는다.

임상  요통, 월경통, 하지마비 등

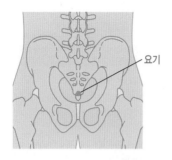

요기

## Ex-B9 요기

**짚는 방법** 미골단의 직상 2촌에 짚는다.

임상 두통, 불면증, 변비 등

## Ex-UE1 주첨

**짚는 방법** 주부후면에서 주두의 돌출부에 짚는다.

임상 화농성질환, 충수염 등

## Ex-UE2 이백

**짚는 방법** 수관절장측횡문의 위쪽으로 4촌에서 요측수근 굴근건의 요측과 척측에 짚는다(좌우 총 4혈).

임상 치핵, 탈항 등

## Ex-UE3 중천

**짚는 방법** 수관절배측횡문상에서 양계(대장경) [장모지신 근건과 단모지신근건 사이]와 양지(삼초경) [총지신근건의 척측] 중간 함요부에 짚는다.

임상 수관절질환, 흉부고민감 등

## Ex-UE4 중괴

**짚는 방법** 수배면에서 중지의 근위지간관절의 돌출부에 짚는다.

임상 구토, 비혈 등

## Ex-UE5 대골공

**짚는 방법** 모지배측면에서 기절골과 말절골의 관절간에 짚는다.

임상 안과질환전반(특히 백내장) ※주로 뜸을 사용한다.

## Ex-UE6 소골공

**짚는 방법** 소지배측면에서 기절골과 중절골의 관절간에 짚는다.

임상 풍루(감기 때 눈물이 나는 것) ※주로 뜸을 사용한다.

## Ex-UE7 요통점

**짚는 방법** 수배에서 제2·제3 및 제4·제5중수골저 함요 부에 짚는다(총 2혈).

임상 급성요통(돌발성 요통 등), 류머티즘 관절염 등
※자침 중에 자극을 주면서 허리운동을 동시에 실시한다.

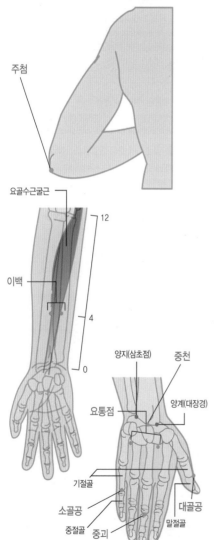

주첨

요골수근굴근

12

이백

4

0

양지(삼초점)    중천

요통점    양계(대장경)

기절골

소골공    대골공

중절골    중괴    말절골

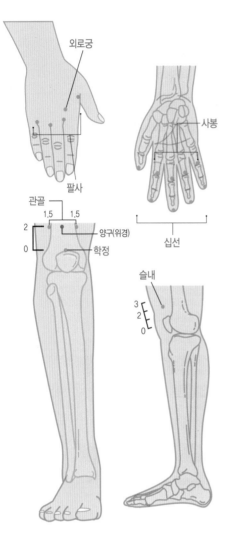

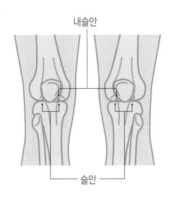

## Ex-UE8 외로궁

**짚는 방법** 수배에서 제2·제3중수지절관절의 근위 함요부에 짚는다.

임상 잠을 잘 못자서 걸리는 통증

※자침 중에 자극을 주면서 경부 운동을 동시에 실시한다.

## Ex-UE9 팔사

**짚는 방법** 수배에서 제1~제5중수지절관절간, 손을 가볍게 쥘 때 생기는 함요부에 짚는다(좌우 총 8혈).

임상 치통, 두통, 관절 류머티즘 및 중수지절관절질환 등

## Ex-UE10 사봉

**짚는 방법** 수장면에서 제2~제5지의 근위지절간관절횡문의 중앙에 짚는다.

임상 소아 감충증, 수지 관절염 등

## Ex-UE11 십선 별명:귀성, 십지단

**짚는 방법** 양 손가락 끝의 중앙에 짚는다(좌우 총 10혈).

임상 뇌졸중, 쇼크, 혼미 등 구급적으로 사용

## Ex-LE1 관골

**짚는 방법** 슬개골저의 위쪽으로 2촌, 양구(위경)에서 양측에 각 1.5촌에 짚는다(편측 2혈, 총 4혈).

임상 대퇴통 등

## Ex-LE2 학정 별명:슬정

**짚는 방법** 슬개골상연 중앙의 함요부에 짚는다.

임상 슬관절질환 등

## Ex-LE3 슬내

**짚는 방법** 슬개골저내단에서 위쪽으로 2촌, 혈해(비경) 또는 위쪽으로 3촌 함요부에 짚는다.

임상 슬관절통 등

## Ex-LE4 내슬안

**짚는 방법** 슬관절전면에서 슬개인대내측의 함요부에 짚는다.

임상 슬관절질환, 각기, 중풍(뇌졸중 후유증) 등

## Ex-LE5 슬안

**짚는 방법** 슬관절전면에서 슬개인대양측의 함요부에 짚는다(좌우 총 4혈).

임상 슬관절의 질환 전반, 각기, 중풍(뇌졸중 후유증) 등

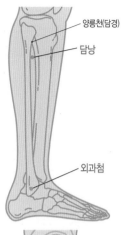

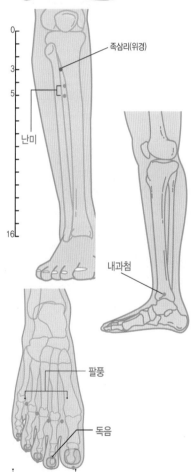

## Ex-LE6 담낭

**짚는 방법** ▶ 양릉천(담경) [비골두의 전하방 함요부]의 아래쪽으로 1~2촌에 짚는다.

임상 담낭염, 담석증, 하지마비 등

## Ex-LE7 난미

**짚는 방법** ▶ 족삼리(위경) [비골두의 직하와 경골조면하단의 중간]의 아래쪽으로 1.5~2촌에 짚는다.

임상 충수염, 위통, 하지마비 등

## Ex-LE8 내과첨

**짚는 방법** ▶ 경골하단에 있는 내과의 가장 돌출된 부분에 짚는다.

임상 치통, 편도염, 하퇴내측근군의 경련 등

## Ex-LE9 외과첨

**짚는 방법** ▶ 비골하단에 있는 외과의 가장 돌출된 부분에 짚는다.

임상 치통, 각통, 편마비 등

## Ex-LE10 팔풍

**짚는 방법** ▶ 족배면에서 제1~제5족지의 중족지절관절 사이에 짚는다(좌우 총 8혈).

임상 각기나 관절 류머티즘의 발 통증 등

## Ex-LE11 독음

**짚는 방법** ▶ 제2족지의 원위지절간관절횡문의 중앙에 짚는다.

임상 흉통, 난산, 월경불순, 공황장애 등

## Ex-LE12 기단

**짚는 방법** ▶ 양족지의 끝 중앙에 짚는다(좌우 총 10혈).

임상 중풍으로 인한 혼수, 족지마비, 족배의 발적·종창 등

# 혈을 이용한 다양한 치료법
## '침구치료의 종류'

예부터 침구의 진찰, 치료 등에 관해서는 여러 가지 방법, 방식이 있으며, 침구 시술자에 따라 집행하는 시술 내용이 다르다. 자세한 내용에 대해서는 시술 현장에서 배우게 되는데 여기에서는 침구에 대한 주요 치료법을 소개한다.

■ 침치료

침을 이용하여 경혈(혈)을 자극하는 치료방법을 말한다. 현재 일본에서 일반적으로 사용되는 침은 길이 30~60mm, 두께가 직경 0.14~0.24mm의 호침이라고 하는 가는 타입이다. 기본적으로 침은 가늘수록 자침했을 때의 통증이 적기 때문에, 호침으로는 경우에 따라서 경미한 자극을 느낄 수 있으나 통증을 느끼는 경우는 거의 없다. 또한 일본에서는 치료를 할 때 침을 침관이라는 가는 관에 넣어 침관에서 돌출된 손잡이 부분을 가볍게 두드려 경혈에 삽입하는 관침법이 널리 이용되고 있다. 침을 찌르는 깊이는 치료하는 부위나 증상에 따라 5~30mm의 범위가 되는 것이 일반적이며, 치료 목적으로 찌른 침을 상하, 회전시키는 등의 수기를 더하는 경우도 있다. 이외에도 통칭 치침이라 불리는 경혈에 꽂힌 상태를 유지하기 위한 전용 침으로 피내침이나 원피침 등도 사용되고 있다.

■ 뜸치료

약쑥을 태우고 그 열로 경혈을 자극하는 치료 방법을 말한다. 쑥잎으로 만든 약쑥은 점화 후 50~60℃의 온도를 유지하면서 천천히 타오르는 성질이 있다. 치료 시에는 필요한 양을 원뿔형이 되도록 비틀어 놓은 것(약쑥)을 사용한다. 1회분의 약쑥이 다 타버릴 때까지의 사용하는 사이를 1장이라고 하고, 많은 경우 효과가 나타날 때까지 3장에서 5장 정도를 실시한다. 뜸을 뜰 때 자국이 남는 경우를 유흔구라고 하는데, 이것을 좋아하지 않는 사람을 위하여 자국이 남지 않는 무흔구라는 유형도 고안하였다.

4장

증상 · 체질개선에
효과적인 혈

증상 · 체질 개선에 효과적인 혈

# 두통 · 어깨 결림

POINT
- 두통은 긴장형과 편두통으로 크게 구별된다.
- 컴퓨터 등의 작업으로 인한 VDT증후군에 대한 증상도 치료대상이 된다.

## 두통

두부에 느끼는 통증으로, 표재성 통증이 아닌 것을 두통이라고 한다. 여러 종류가 있지만 발병률로는 만성기능성두통이 많고, 크게 긴장형두통과 편두통으로 분류된다.

### • 긴장형

대부분 스트레스 등에 의해 유발되며, 지속성 둔통이 양측성으로 생긴다. 목이나 어깨 결림 증상을 동반하는 것도 많다.

| 침구치료에 효과적인 주요 혈 | 비고 |
|---|---|
| 천주 · 풍지 등 | 경부의 근긴장을 제거하는 목적 |
| 백회 · 상성 등 | 두정부의 근긴장을 제거하는 목적 |
| 두유 · 함염 · 현로 · 현리 등 | 측두부의 근긴장을 제거하는 목적 |
| 견정 · 견외유 · 곡원 등 | 견상부의 근긴장을 제거하는 목적 |
| 곡지 · 수삼리 · 합곡 · 사독 · 외관 · 지정 · 양로 등 | 유도의 목적 |

### • 편두통

대표적인 혈관성 두통. 뇌내혈관의 일차적인 수축 · 확장에서 박동성 두통을 일으킨다. 편측성에 일어나는 경우가 많다.

| 침구치료에 효과적인 주요 혈 | 비고 |
|---|---|
| 함염 · 현로 · 현리 등 | 발증 시 |
| 천주 · 풍지 · 완골 · 예풍 · 견정 등 | 반응이 나타나기 쉬운 경혈 |
| 외관 · 열결 · 족삼리 · 삼음교 등 | 유도의 목적 |
| 각 경락의 유혈 · 모혈 등 | 완해기 |

## 어깨 결림

일반적으로 경견부나 견갑간부 등에 생기는 둔통, 압박감, 중압감, 당기는 느낌 등의 불쾌감을 가리킨다. 어깨 결림을 일으키는 주요 질환으로는 연부조직의 염증, 오십견, 경완증후군, 동요성견관절증, 스트레스성 등이 있다.

### • 연부조직의 염증(상습성)

컴퓨터 작업 등 사무직에 의한, 눈의 혹사나 같은 자세의 지속 등에서 생기는 경우가 많은 VDT 증후군 중 하나이다.

| 침구치료에 효과적인 주요 혈 | 비고 |
| --- | --- |
| 풍지 등 | 판상근의 결림을 제거하는 목적 |
| 천주 · 견정 · 천료 등 | 승모근의 결림을 제거하는 목적 |
| 견외유 등 | 견갑거근의 결림을 제거하는 목적 |
| 병풍 · 거골 등 | 극상근의 결림을 제거하는 목적 |
| 견중수 · 고황 등 | 능형근의 결림을 제거하는 목적 |
| 곡지 · 합곡 · 사독 · 외관 · 지정 · 양로 등 | 유도의 목적 |

### • 스트레스성

심신증이나 자율신경 실조증 등에서 일어난다. 대부분은 두통, 불면 등 부정 수소를 병발한다.

| 침구치료에 효과적인 주요 혈 | 비고 |
| --- | --- |
| 태충 · 합곡 · 간유 · 기문 · 풍지 등 | 특히 견갑간부나 배부 결림을 제거하는 목적 |

### • 동요성견관절증

어깨 관절이 충분히 고정되어 있지 않아서 거동할 때나 부하가 걸렸을 때에 동통, 탈진감 등을 일으킨다.

| 침구치료에 효과적인 주요 혈 | 비고 |
| --- | --- |
| 삼음교 · 족삼리 · 중완 · 비유 · 위유 등 | 견갑골 주위의 근긴장을 제거하고, 견관절의 근력을 강화하는 목적 |

### • 그 외의 요인

이 밖에 경완증후군이나 오십견, 내장 · 안면 등 기관마다 기인한 것, 당뇨병 · 고혈압 등 전신성 질환에서 생기는 것을 가리킨다. 원질환 치료와 함께 환부에 따라 앞에서 서술한 연부조직의 염증 (상습성)의 치료를 병행한다.

# 요통과 하지의 통증 · 관절통

POINT

- 삐끗한 허리 등, 급성 통증에 대한 직접적인 치료는 피한다.
- 만성통에 대해서는 온자극 등의 병행도 효과적이다.

## 요통

허리나 하지의 통증은 대체로 요하지통이라고 부른다. 요통는 그 경과에 따라 급성요추추간판 탈출증 등에서 일어나는 급성과 자세성요통 등에서 일어나는 만성으로 크게 나눠진다.

### • 급성요추추간판 탈출증(급성요통)

급격하게 발병하고 극심한 통증이 생기는 경우가 많다. 일반적으로 허리를 삐끗하는 경우가 여기에 해당한다. 급성기에는 환부에 적극적인 치료는 피하고 냉찜질 등을 한다.

| 침구치료에 효과적인 주요 혈 | 비고 |
| --- | --- |
| 요통점(요퇴점) (기혈) | 진통 목적 |

### • 자세성요통(만성요통)

만성요통의 많은 원인이 되는 질환 중에서도, 요추의 전만이상에 의해 일어나는 자세성요통은 가장 치료의 효과를 알기 쉽다. 효과적인 혈은 좌골신경통에 준한다.

| 침구치료에 효과적인 주요 혈 | 비고 |
| --- | --- |
| 신유 · 지실 · 대장유 · 요안(기혈) · 차료 · 방광유 · 포황 등 | 진통 및 근긴장 개선을 목적 |
| 위중 · 승근 · 승산 · 양릉천 등 | 유도의 목적 |

## 하지 통증

하지통은 좌골신경통에 원인인 경우가 대표적이다. 좌골신경통을 일으키는 원인 질환에는 요추 추간판 디스크, 이상근증후군 등이 있다.

### • 이상근증후근

이상근의 과긴장에 의해서 둔부에서 대퇴후측에 걸쳐 동통이나 나른함이 일어난다. 신경통 중에서도 높은 빈도로 발생하는 좌골신경통에 기인하는 경우가 많다.

| 침구치료에 효과적인 주요 혈 | 비고 |
| --- | --- |
| 승부 · 은문 · 위중 · 승근 · 승산 · 양릉천 · 족삼리 · 태계 · 곤륜 · 신유 · 지실 · 대장유 · 요안(기혈) · 차료 등 | 진통 목적 |

## 관절통

관절부분에 생기는 통증을 말하며 관절자체의 결함 또는 연골 등 관절주위 조직의 손상에 기인한다. 단발적인 것으로는 염좌나 변형성 슬관절증 등에서, 다발성으로는 류머티즘 관절염이나 통풍 등에서 현저하게 나타난다.

### • 변형성 슬관절증

변형성 관절증의 대표적인 증상. 노화나 비만 등의 질환으로 슬관절 기능이 저하되며 굳어짐이나 통증을 일으킨다.

| 침구치료에 효과적인 주요 혈 | 비고 |
|---|---|
| 혈해 · 학정(기혈) · 양구 · 내슬안(기혈) · 독비 · 음릉천 · 곡천 등 | 진통과 근긴장 개선을 목적 |
| 족삼리 · 태계 · 삼음교 등 | 유도의 목적 |

### • 류머티즘 관절염

교원병의 대표적인 질환으로 전신의 결합 조직에 염증을 일으키는 질환. 주요 증상으로는 다발성 관절염을 보인다. 염증 증상이 강할 때는 관절국소의 치료는 금지한다.

| 침구치료에 효과적인 주요 혈 | 비고 |
|---|---|
| 격유 · 간유 · 비유 · 위유 · 신유 · 소장유 · 전중 · 중완 · 기문 · 천추 · 대거 등 | 컨디션을 조절하는 목적 |

### • 통풍

혈중의 요산치가 높은 상태(고요산혈증)로, 관절부에 요산이 침착하는 것으로 일어나는 급성 증상이다. 관절부에 대한 직접 치료는 피하고, 컨디션 관리를 위해 각 경락의 유혈, 모혈의 치료를 시행한다.

# 변비 · 설사

●변비 해소에 있어서는 균형 있는 식사, 운동의 병행도 중요하다.
●설사 증상의 완화 · 개선에는 소화기계의 개선도 한 방법이다.

## 변비

배변 횟수나 양이 감소하고 장내에 분변이 정체됨으로써 생기는 피부염이나 각종 불쾌감 등의 증상을 말한다. 치료 대상이 되는 것은 증상으로 많은 것을 차지하는 기능적 변비로, 종류는 이완성과 경련성, 직장성 등이 있다. 만성이 되기 쉽다고 해서 습관성 변비라고도 불린다.

### • 이완성 변비

장의 연동운동 저하의 원인으로 여성에게 많고, 또 젊어서부터 변비 성향이 있는 사람에게 많다.

| 침구치료에 효과적인 주요 혈 | 비고 |
|---|---|
| 삼초유 · 신유 · 대장유 · 차료 · 천추 · 좌대거 · 복결 등 | 장의 연동운동을 높이는 목적 |

### • 경련성 변비

스트레스나 자율신경계의 이상 등으로, 장의 평활근이 과긴장으로 되어 일어나는 경우가 많다. 변은 토끼똥의 형태로 소량이지만 배변 횟수는 증가하는 경우가 많다.

| 침구치료에 효과적인 주요 혈 | 비고 |
|---|---|
| 삼초유 · 신유 · 대장유 · 차료 · 천추 · 대거 등 | 장의 연동운동을 완화시키는 목적 |
| 난미(기혈) · 상거허 · 하거허 · 조구 등 | 유도의 목적 |

### • 직장성 변비

배변 반사의 저하로 생기는 변비. 습관적으로 대변을 참거나 완하제 남용 등으로 일어나기 쉽다. 침구에 의한 치료로는 이완성 변비에 거의 준하는 내용이다. 이 밖에 배변 습관을 조절하거나 완하제를 남용하지 않도록 지도하는 것도 중요하다.

# 설사

반유동 상태 또는 액상의 분변을 배설하는 상태를 말한다. 원인으로는 장의 연동운동의 항진이나 장관내의 점액 분비 항진 또는 흡수 장애 등이 있다. 크게 일과성 단순성 설사 등의 급성과 스트레스로 인한 과민성대장증후군 등이 만성으로 크게 나눌 수 있다.

## • 일과성 단순성 설사

찬 음식이나 생물의 과다섭취 또는 복부 등에 한냉 자극에 의해서 생기는 급성 설사

| 침구치료에 효과적인 주요 혈 | 비고 |
|---|---|
| 비유 · 삼초유 · 신유 · 대장유 · 차료 · 중완 · 천추 · 대거 · 삼음교 · 태계 · 축빈 등 | 체력 증강과 컨디션을 조절하는 목적 |

## • 과민성대장증후군

스트레스 등 정신적 부담으로 인해 변비와 설사를 번갈아 반복한다. 심신증에 있어서의 소화기계 증상의 하나로 파악된다.

| 침구치료에 효과적인 주요 혈 | 비고 |
|---|---|
| 삼초유 · 신유 · 대장유 · 차료 · 천추 · 대거 · 복결 · 상거허 · 하거허 · 태충 · 합곡 등 | 심신의 릴랙스(불면, 초조, 긴장 등)을 도모하고 컨디션을 조절하는 목적 |

## • 심인성 설사

급성 설사증상 중 하나로 과민성대장증후군의 설사형. 체질적으로 허약하고 소화기계가 약한 사람에게서 흔히 볼 수 있다. 침구에 의한 치료 내용은 과민성대장증후군에 준한다.

# 소화기계질환

POINT

●수술 등 긴급대응이 필요한 급성복증은 제외한다.
●규칙적인 식습관을 지도하는 것이 중요하다.

## 소화기계질환(통증 · 불쾌감)

다양한 소화기계 증상 중 비교적 많은 통증(심와부통) 등을 나타내는 질환으로 신경성 위증상, 위궤양 · 십이지장궤양, 만성위염을 들 수 있다.

### • 신경성 위증상

스트레스로 인해 심와부통 등이 생긴다. 진단에 의해 다른 질환의 가능성이 제외된 후에 증상을 결정한다.

| 침구치료에 효과적인 주요 혈 | 비고 |
| --- | --- |
| 격유 · 간유 · 비유 · 위유 · 의사 · 위창 · 거궐 · 중완 · 양문 등 | 내장일체성 반사로 나타나기 쉬운 반응점 |

### • 위궤양 · 십이지장궤양

위궤양은 식후에, 십이지장궤양은 공복에 아픈 경우가 있다. 전자는 중장년, 후자는 젊은층에 비교적 많다.

| 침구치료에 효과적인 주요 혈 | 비고 |
| --- | --- |
| 격유 · 간유 · 비유 · 위유 · 의사 · 위창 · 거궐 · 중완 · 양문 등 | 내장일체성 반사로 나타나기 쉬운 반응점 |

### • 만성위염

위부의 둔통과 함께 식욕부진, 식후 더부룩, 메스꺼움 등의 증세가 나타난다.

| 침구치료에 효과적인 주요 혈 | 비고 |
| --- | --- |
| 격유 · 간유 · 비유 · 위유 · 중완 · 양문 · 천추 등 | 내장일체성 반사로 나타나기 쉬운 반응점 |

# 흉통

POINT
● 순환기계 증상에 대해서는 보조적으로 이용한다.
● 고혈압 개선에는 비만이나 동맥경화 등 부대 상황에도 유의한다.

## 흉통

흉부내장이나 흉벽, 흉막의 자극에 기인하여 흉부에 느끼는 동통을 흉통이라고 한다. 심장에서 일어나는 것에는 협심증이나 심근경색 등, 흉벽에서 일어나는 것에는 늑간신경통 등이 있다.

### • 협심증

심장의 관상동맥이 동맥경화 등으로 협착됨으로써 심근으로의 혈류부족으로 인해 발작성 흉통을 일으키는 질환이다. 일반적으로 통증의 장소는 명확하지 않으며 흉부 중앙에서 좌상지, 좌배부, 심지어 명치까지 느끼는 경우도 있다. 원칙적으로 의사의 관리하에서 치료를 시행한다. 침구에서는 스트레스나 심신 과로 등에 기인하는 발작 억제 등을 목표로 치료에 임한다.

| 침구치료에 효과적인 주요 혈 | 비고 |
|---|---|
| 궐음유 · 심유 · 고황 · 신도 · 전중 등 | 스트레스 완화나 피로 제거를 목적 |
| 소해 · 음극 · 신문 · 극문 · 내관 · 대릉 등 | 심경, 심포경의 경혈 |

### • 늑간신경통

심호흡 때나 신체 동작시에 흉벽에 통증이 생기는 질환으로, 한랭자극이나 무리한 자세 때문에 생기는 경우가 많다.

| 침구치료에 효과적인 주요 혈 | 비고 |
|---|---|
| 심유 · 격유 · 간유 · 연액 · 대포 · 보랑 · 신봉 등 | 진정 목적 |

# 고혈압 · 저혈압

- 혈압에는 최고혈압(수축기 혈압)과 최저혈압(확장기 혈압)이 있다.
- 고혈압 개선에는 비만과 동맥경화 등 부대상황에도 유의한다.

## 고혈압

계속적으로 혈압이 높은 상태. 일본고혈압학회의 가이드라인에서는 수축기 혈압이 140mmHg 이상, 확장기 혈압이 90mmHg 이상의 상태를 말한다. 원인이 명확하지 않은 본태성과 원인이 뚜렷한 증후성으로 크게 나누어진다.

### • 본태성 고혈압

유전이나 체질, 기타 환경 등의 요인으로 발생하는 고혈압. 전체의 90% 정도가 이 유형이다.

| 침구치료에 효과적인 주요 혈 | 비고 |
|---|---|
| 천주 · 풍지 · 완골 · 견정 · 궐음유 · 심유 · 격유 · 고황 등 | 후경부나 배부의 반응점 |
| 동자(인영에 단자=경동맥동자침), 유자(격유~신유에 단자) | 항압의 목적 |

### • 증후성 고혈압

가장 많은 것이 신장질환에서 생기는 신장성 고혈압으로, 그 외에 내분비성이나 심혈관성인 것 등이 있다. 이 유형에서는 원질환에 대한 치료를 우선으로 하도록 한다.

## 저혈압

가이드라인 등의 정의는 없지만, 일반적으로 수축기 혈압이 100mmHg 이하 (확장기 혈압이50~60mmHg 이하)이며, 동계 · 숨 가쁨이나 순환장애 등에서 생기거나 어지럼증, 취침 기상의 불량, 오한 등의 임상 증상을 볼 수 있는 상태를 말한다. 고혈압에도 본태성과 증후성이 있다.

### • 본태성 저혈압

유전이나 체질에 의한 것으로, 저혈압의 다수를 차지한다. 마른 여성에게 보이는 경우가 많다. 식욕부진이나 어지럼증 등의 각종 부정 수소를 보인다.

| 침구치료에 효과적인 주요 혈 | 비고 |
|---|---|
| 간유 · 비유 · 위유 · 신유 · 중완 · 천추 · 고유 등 | 체력 증강과 소화기능을 높이는 목적 |

# 불면증 · 자율신경 실조증

**POINT**

- ●불면증의 원인을 모르는 유형을 단순형, 심신에 원인이 있는 유형을 속발성이라고 한다.
- ●자율신경은 교감신경과 부교감신경으로 구성되어 내장이나 혈관 등을 관장한다.

## 불면증

만성적인 수면부족으로 불면이 심해지고, 수면의 양이나 질에 불만족스러운 상태를 말한다. 불면증을 원인으로 크게 나누면 특정 원질환이 없는 단순형 불면증과 신경증성이나 정신병에 의한 속발성 불면증으로 분류할 수 있다.

### • 단순형 불면증

신경질성과 체질성이 있다. 특히 잠 못 이루는 상태에 신경과민이 되는 신경질성 불면증이 많다.

| 침구치료에 효과적인 주요 혈 | 비고 |
|---|---|
| 심유 · 격유 · 간유 · 중완 · 천추 · 관원 등 | 컨디션을 조절하는 목적 |
| 천주 · 풍지 · 완골 · 백회 등 | 후경부나 두부의 반응점 |

### • 신경증성 불면증

불안 신경증이나 심기증 등의 정신질환의 수반증상으로서의 불면. 식욕부진, 권태감 등의 증상을 동반하는 경우가 많다.

| 침구치료에 효과적인 주요 혈 | 비고 |
|---|---|
| 심유 · 격유 · 간유 · 신유 · 중완 · 기문 · 일월 · 황유 | 심신의 조화를 도모하는 목적 |
| 천주 · 풍지 · 완골 | 경부의 반응점 |
| 태양(기혈) · 두유 | 안면부의 반응점 |

## 자립신경 실조증

자율신경의 균형이 깨지고 기능이 불안정해져서 각종 부정 수소를 일으키는 상태를 말한다.

심리적 영향을 받기 쉬운 증상이지만 냉증과 갱년기 장애로 인해서도 발생하기 쉽다고 여겨진다.

### • 냉증

주로 손발의 말초부에 냉감을 동반한 불쾌감이 있는 상태이다. 그 한 가지로는 자율신경실조로 인한 국소의 혈행장애에 기인한다고 생각된다.

| 침구치료에 효과적인 주요 혈 | 비고 |
|---|---|
| 동맥박동부(태충 · 충양 · 태계 등) | 환부 순환 개선을 도모하는 목적 |
| 태계 · 삼음교 | 발의 냉기 |
| 천추 · 관원 | 복부의 냉기 |

### • 갱년기 장애

폐경전후의 몇 년을 갱년기라고 하며, 같은 시기에 호르몬 밸런스가 무너져서 여러 가지 부정 수소가 일어나는 상태이다.

| 침구치료에 효과적인 주요 혈 | 비고 |
|---|---|
| 백회 · 상성 · 풍지 · 완골 · 심유 · 격유 · 간유 · 신유 · 대장유 · 차료 · 천추 · 대거 · 중완 · 관원 · 곡지 · 양지 · 내관 · 합곡 · 혈해 · 삼음교 · 족삼리 · 조해 등 | 부정 수소를 제거하는 목적 |

# 오장색체표

오장색체표는 오행설(P.30)에 근거하여 정리된 진단법으로 치료의 지침이 된다. 세로 뿐만 아니라 가로 연결도 되어 있다. 절대적인 것은 아니지만 병세를 대략적으로 파악할 때에는 빼놓을 수 없는 관련성을 나타내고 있다.

## (1) 기본

| 오행 | 목 | 화 | 토 | 금 | 수 | 오행의 성질 |
|---|---|---|---|---|---|---|
| 오장 | 간 | 심 | 비 | 폐 | 신 | |
| 오부 | 담 | 소장 | 위 | 대장 | 방광 | 오행에 대응하는 부 |
| 오기 | 정 | 영 | 유 | 경 | 합 | 음경, 오행혈의 성격 |
| 오모 | 유 | 경 | 합 | 정 | 영 | 양경, 오행혈의 성격 |

## (2) 병인

| 오정 | 혼 | 신 | 의지 | 백 | 정지 | 정신의 소속 |
|---|---|---|---|---|---|---|
| 오음 | 각 | 치 | 궁 | 상 | 우 | 성격을 나타내는 발음기호 |
| 오계 | 춘 | 하 | 토용 | 추 | 동 | 오장이 영향을 받기 쉬운 계절 |
| 오각 | 조 | 주 | 오 | 석 | 야 | 하루의 시간적인 오장의 지배 |
| 오방 | 동 | 남 | 중앙 | 서 | 북 | 방위 |
| 오악 | 풍 | 열 | 습 | 조 | 한 | 오장이 싫어하는 외기의 성상 |
| 오근 | 목 | 설 | 구 | 비 | 이(이음) | 오장의 병변 등이 나타나는 감각기 |
| 오주 | 근 | 혈맥 | 기육 | 피 | 골 | 오장이 영양을 보충하는 것 |
| 오지 | 조 | 모 | 유(순) | 식 | 발 | 오장의 정기를 발하는 곳 |

## (3) 병증

| 오역 | 색 | 취 | 미 | 성 | 액 | 오장이 맡은 역할 |
|---|---|---|---|---|---|---|
| 오색 | 청 | 적 | 황 | 백 | 흑 | 색의 소속(주로 안색을 진료한다) |
| 오향 | 누리다 | 단내나다 | 향기롭다 | 비린내나다 | 썩은 냄새가 나다 | 병인의 체취. 구취 |
| 오미 | 시다 | 쓰다 | 달다 | 맵다 | 짜다 | 병인이 좋아하는 맛, 오장이 원하는 맛 |
| 오성 | 소리 지르다 | 말하다 | 노래 부르다 | 대성통곡하다 | 신음하다 | 병인이 내는 소리의 소속 |
| 오액 | 눈물 | 땀 | 군침 | 콧물 | 침 | 분비액의 소속 |
| 오지 | 노 | 희(소) | 사(려) | 비(우) | 공(경) | 감정의 소속 |
| 오변 | 땀을 쥐다 | 근심 | 딸꾹질 | 기침 | 떨리다 | 오장 병변의 발현(증상) |
| 오로 | 너무 많이 걷기 | 너무 많이 보기 | 너무 많이 앉아 있기 | 너무 많이 자기 | 너무 많이 서있다 | 오장을 고생시키는 동작 |

# 찾아보기

## 용어 색인

# 찾아보기

## 용어 색인

## 경혈 색인

## 경혈 색인

## 경혈 색인

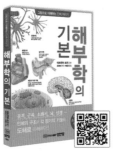
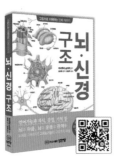
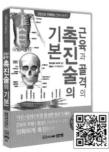
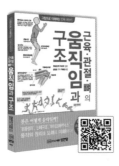

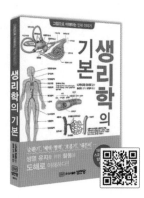

## 생리학의 기본

**나카시마 마사미 감수 | 윤관현 감역 | 김정아 옮김 | 152×218 | 240쪽 | 16,500원**

### 순환기, 체액·혈액, 호흡기, 내분비 등
### 생명 유지를 위한 활동을 도해로 이해하다!

이 책은 생리학의 기본 개념을 간략하게 해설하고, 그 해설을 이미지화한 일러스트와 각종 자료를 한눈에 파악할 수 있도록 구성했다. 의료인, 스포츠인은 물론 일반인도 알아두면 유용한 재미있는 인체 관련 지식을 총망라하여 누구나 쉽게 이해할 수 있다.

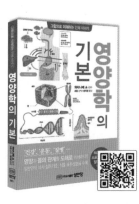

## 영양학의 기본

**와타나베 쇼 감수 | 차 원 감역 | 양지영 옮김 | 152×218 | 240쪽 | 16,500원**

### 영양과 몸의 관계를 도해로 이해하다!

이 책은 병리학, 면역학, 영양학, 공중위생학 등을 바탕으로 저자의 국립건강영양연구소 이사장과 식육추진위원 경험을 활용해서 영양학을 전체적으로 조감할 수 있게 체계적으로 구성했다. 생화학과 생리학에만 치우치지 않도록 영양소를 꼼꼼하게 따질 뿐만 아니라, 식품을 기본으로 한 영양학과 식사까지 제시하여 몸은 물론 마음도 건강하게 키우는 이상적인 영양학의 방안을 제시한다.

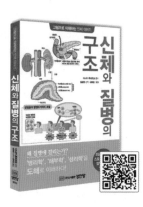

## 신체와 질병의 구조

**다나카 후미히코 감수 | 윤관현 감역 | 김희성 옮김 | 152×218 | 240쪽 | 16,500원**

### 병리학, 해부학, 생리학을 도해로 이해하다!

코로나에 오미크론, 오미크론 변이의 유행으로 어느 때보다 건강정보이해능력인 '헬스리터러시'가 중요해진 시대이다. 이 책은 인체에서 일어나는 질병에 관심을 갖고 기본 지식을 배우려는 일반인을 위해 집필되었다. 저자는 의사로서 인간의 질병을 이해하려면 인체라는 복잡한 계(系)를 종합적으로 파악하는 것이 가장 지름길이라는 관점에서 인체 각 부의 형태와 기능, 각 장기의 상호작용 등을 유기적으로 연계해서 병리학 강의 진행한 경험을 바탕으로 알기 쉽게 풀어썼다.

---

※ <그림으로 이해하는 인체 이야기> 시리즈는 계속 발간됩니다.　　　　　※ 본사의 사정에 따라 책 표지와 정가는 변동될 수 있습니다.

 **쇼핑몰 QR코드 ▶ 다양한 전문서적을 빠르고 신속하게 만나실 수 있습니다.**

경기도 파주시 문발로 112 파주 출판 문화도시(제작 및 물류)　　　TEL. 031) 950-6300　FAX. 031) 955-0510
서울시 마포구 양화로 127 첨단빌딩 3층(출판기획 R&D센터)　　　TEL. 02) 3142-0036

BM (주)도서출판 성안당

그림으로 이해하는 인체 이야기
# 경락·혈의 기본

2022. 7. 4. 초 판 1쇄 발행
**2024. 6. 12. 초 판 2쇄 발행**

감 수 | 모리 히데토시
감 역 | 이명훈
옮긴이 | 황명희
펴낸이 | 이종춘
펴낸곳 | **BM** (주)도서출판 **성안당**
주소 | 04032 서울시 마포구 양화로 127 첨단빌딩 3층(출판기획 R&D 센터)
     | 10881 경기도 파주시 문발로 112 파주 출판 문화도시(제작 및 물류)
전화 | 02) 3142-0036
     | 031) 950-6300
팩스 | 031) 955-0510
등록 | 1973. 2. 1. 제406-2005-000046호
출판사 홈페이지 | www.cyber.co.kr
ISBN | 978-89-315-8973-3 (03510)
     | 978-89-315-8977-1 (세트)
**정가 | 16,500원**

**이 책을 만든 사람들**
책임 | 최옥현
진행 | 김해영, 최동진
본문 디자인 | 신묘순
표지 디자인 | 박원석
홍보 | 김계향, 임진성, 김주승
국제부 | 이선민, 조혜란
마케팅 | 구본철, 차정욱, 오영일, 나진호, 강호묵
마케팅 지원 | 장상범
제작 | 김유석

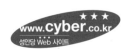
www.cyber.co.kr
성안당 Web 사이트

편집: 유한회사 view 기획(이케가미 나오야, 이토 노리히데, 가네마루 요코)
커버디자인: 이세 타로(ISEC DESIGN INC.)
본문디자인 · DTP: 다카하시 디자인 사무소, 나카오 쯔요시(유한회사 아즈)
집필협력: 이와이 히로시(아사가야 제작소), 마츠무라 다카히데
3D그래픽스: 그래픽스 사토 주식회사
일러스트: 아오키 요시히토, 이케다 토시오